漫学小儿推拿

主　编　李俊雄　林勇凯　武夏林　童晶晶

中国中医药出版社
·北京·

图书在版编目（CIP）数据

漫学小儿推拿 / 李俊雄等主编 .—
北京：中国中医药出版社，2020.9
ISBN 978-7-5132-6320-7

Ⅰ. ①漫⋯　Ⅱ. ①李⋯　Ⅲ. ①小儿疾
病—推拿　Ⅳ. ① R244.15

中国版本图书馆 CIP 数据核字（2020）第 128331 号

中国中医药出版社出版

北京经济技术开发区科创十三街 31 号院二区 8 号楼
邮政编码　100176
传真　010-64405750
三河市同力彩印有限公司印刷
各地新华书店经销

开本 880×1230　1/32　印张 8　字数 190 千字
2020 年 9 月第 1 版　2020 年 9 月第 1 次印刷
书号　ISBN 978-7-5132-6320-7

定价　49.80 元
网址　www.cptcm.com

社 长 热 线　010-64405720
购 书 热 线　010-89535836
维 权 打 假　010-64405753

微信服务号　zgzyycbs
微商城网址　https://kdt.im/LIdUGr
官 方 微 博　http://e.weibo.com/cptcm
天猫旗舰店网址　https://zgzyycbs.tmall.com

如有印装质量问题请与本社出版部联系（010-64405510）

《漫学小儿推拿》
编 委 会

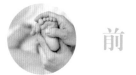

前 言

随着二孩政策的开放，新生儿数量大幅增加，而小儿保健问题也日益受到关注。小儿推拿作为中医特色的传统疗法，在预防和调治儿科疾病方面有着众多优势：疗效显著、操作简便、减少药物摄入、强身益智等。也正因其独有的优势所在，逐渐被广大家长接纳与追捧。

本书编写人员结合大量的临床研究数据与多年的临床经验心得，围绕14种儿童常见疾病，通过构建一定的故事情节，将专业的术语转化为通俗易懂的文字及漫画图像，帮助读者轻松高效地掌握小儿推拿的常用手法，并活学活用。

本书编写风格具有很强的创新性：①以连贯性的漫画故事情节，将各类儿科常见疾病串联，故事中人物性格特点鲜明，故事内容在趣味性的基础上有很强的指导性，能够让读者知道日常疾病的正确处理方式。②症状方面，运用特有的图标表达，方便读者记忆。③通过真实照片比对，绘制出手法示意图，让读者一目了然。④引入动图，通过扫描二维码，读者可以查看原创性动图信息，更加直观地理解操作方法。通过以上创新，将专业的医学知识用大众喜爱的漫画方式表达，图文并茂，让读者提高学习兴趣，学习效果事半功倍。

书中若有不足之处，恳请广大读者提出宝贵意见，以便后期进一步改进。本书编写过程中，广州中医药大学李赛美教授、邵瑛教授给予莫大的支持与帮助，保证本书的编写质量及学术价值。同时，所有参编人员予以大力支持，在此一并致以崇高的谢意！

李俊雄　林勇凯

2020 年 5 月

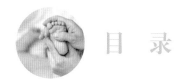

目 录

第一章
孩子突然感冒？不用着急

感冒是一年四季均可发生，以冬春季节及气候骤变时发病率较高的肺系外感疾病。任何年龄均可发病。由于儿童抵抗力较低，加上生活环境气候复杂、接触事物较多等原因，感冒就成为了发病率较高的儿童常见病之一。而在起病时，儿童身体的承受力较弱，因此在治疗上采用成人的治疗药物及治疗方式是不恰当的。这种情况下，小儿推拿治疗便发挥了重大作用。

那么在日常生活中，如何判断孩子是否感冒了呢？感冒又可因致病因素不同而分为不同证型。那么，如何辨别不同证型的感冒，又如何根据不同证型施治呢？让我们一起通过本章内容来对感冒的辨证及小儿推拿治疗手法进行学习吧。

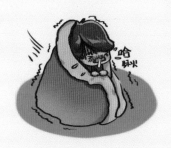

一、感冒故事

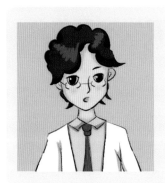

张医生：本书漫画故事主角，擅长小儿推拿的儿科医生。

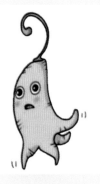

小人参：张医生的助手。

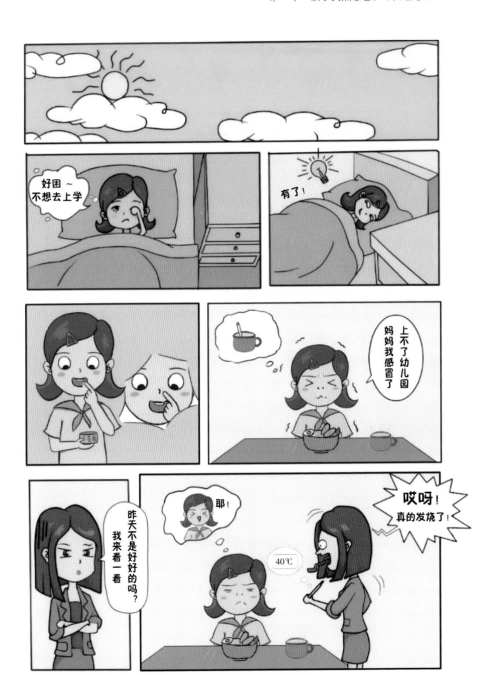

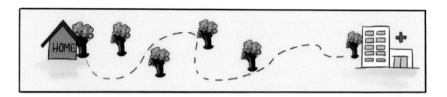

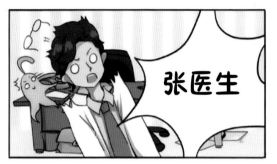

张医生

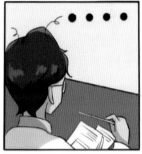

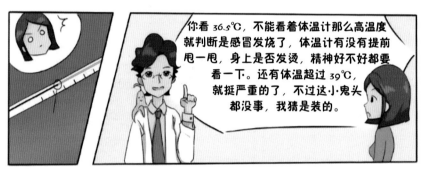

你看 36.5℃，不能看着体温计那么高温度就判断是感冒发烧了，体温计有没有提前甩一甩，身上是否发烫，精神好不好都要看一下。还有体温超过 39℃，就挺严重的了，不过这小·鬼头都没事，我猜是装的。

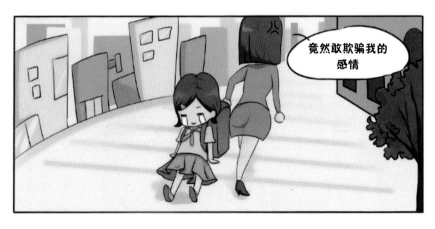

竟然敢欺骗我的感情

二、不同类型的感冒

1.风寒感冒

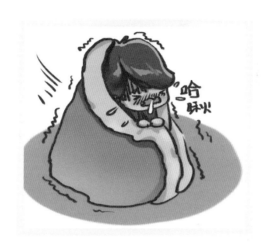

（1）**病因病机**：风寒之邪，由皮毛而入，束于肌表，郁于腠理，卫阳不得宣发，导致恶寒、发热、无汗；寒邪束肺，肺气失宣，则致鼻塞、流涕、咳嗽；寒邪郁于太阳经脉，气血流通不畅，则致头痛、身痛、肢节酸痛等症。

（2）**症状表现**：恶寒，发热，无汗，头痛，身痛，鼻流清涕，喷嚏，咳嗽，口不渴，咽无红肿及疼痛，舌淡红，苔薄白，脉浮紧，指纹浮红。

2.风热感冒

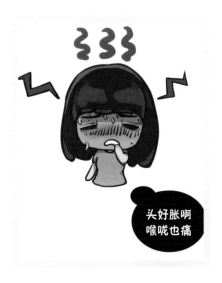

（1）**病因病机**：风热之邪，由口鼻而入，侵犯肺卫，肺气失宣，卫气不畅，则致发热较重、恶风、微有汗出；上扰清窍则头痛；热邪客肺，肺气失宣，则鼻塞、流涕、喷嚏、咳嗽；咽喉为肺胃之门户，风热上乘咽喉，则致咽喉肿痛等证候。

（2）**症状表现**：发热重，恶风，有汗或少汗，头痛，鼻塞流浊涕，喷嚏，咳嗽，痰稠色白或黄，咽红肿痛，口干渴，舌质红，苔薄黄，脉浮数，指纹浮紫。

3.暑湿感冒

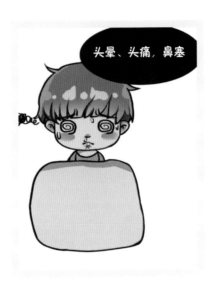

（1）**病因病机：**因为夏季闷热，湿度比较大，暑湿黏腻重浊，束表困脾，卫表失宣则发热重，无汗；脾气被遏，清阳不升，则头晕头痛；湿邪遏于肌表则身重困倦；湿邪困于中焦，阻碍气机，脾胃升降失司，则致胸闷、泛恶、食欲不振，甚至呕吐、泄泻。暑湿感冒是夏季特有的感冒，也就是老百姓俗称的"热伤风"。

（2）**症状表现：**发热，无汗或汗出热不解，头晕、头痛，鼻塞，身重困倦，胸闷，呕恶，口渴心烦，食欲不振，或有呕吐、泄泻，小便短黄，舌质红，苔黄腻，脉滑数，指纹紫滞。

4.气虚感冒

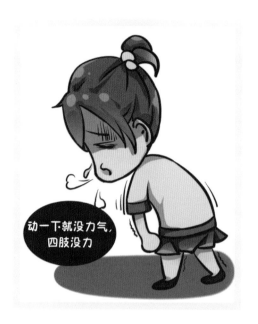

（1）病因病机：素体气虚，卫外不固，风邪乘袭，邪不易解。

（2）症状表现：恶寒较重，发热，热势不高，鼻塞，流涕，头痛，无汗或自汗，肢体倦怠乏力，咳嗽，咳痰无力，舌淡，苔薄白，脉浮无力。

5.阴虚感冒

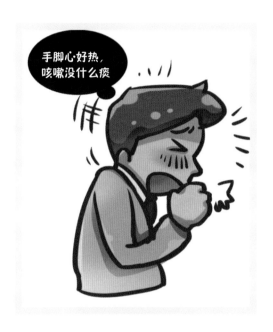

（1）**病因病机**：阴虚之体，阴亏津少，外受风热，营卫失和。

（2）**症状表现**：身热，微恶风寒，无汗或微汗，头痛头晕，心烦口渴，手足心热，干咳少痰，舌红，脉细数。

三、推拿手法：感冒"动手"治

1.基本手法

①分阴阳 100 次（扫一扫二维码看动画）。

位置： 仰掌，掌后横纹。近拇指端称阳池，近小指端称阴池。

手法： 两拇指自掌后横纹中（总筋）向两旁分推，称分阴阳，又称分推大横纹。

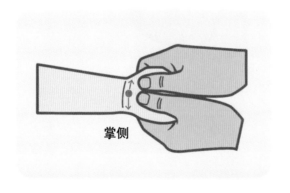

掌侧

②推三关 200 次（扫一扫二维码看动画）。

位置： 前臂桡侧，阳池至曲池成一直线。

手法： 用拇指桡侧面或示、中指面自腕推向肘，称推三关。

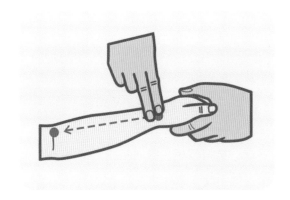

③退六腑 50 次（扫一扫二维码看动画）。

位置：前臂尺侧，阴池至肘成一直线。

手法：用拇指面或示、中指面自肘推向腕，称退（推）六腑。推 100 ～ 200 次。可清热、凉血、解毒。用力和动作宜柔和均匀，推动时要有节律，频率为每分钟 200 ～ 300 次。推的方向一定是从肘到腕，不可反向操作!

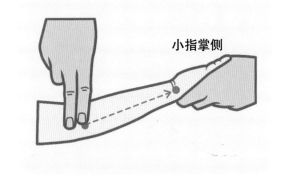

小指掌侧

2.随证增加手法

（1）如有恶寒、恶风、发热头痛的症状，则在基础手法上加用以下手法。

①补脾经（扫一扫二维码看动画）。

位置： 拇指末节螺纹面。

手法： 循拇指桡侧缘向指根方向直推为补，称补脾经。做 100 ～ 300 次。

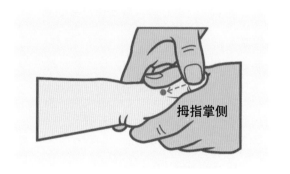

拇指掌侧

②揉外劳宫（扫一扫二维码看动画）。

位置： 在手背侧，第 2、3 掌骨间，掌指关节后约 0.5 寸处。

手法：用拇指或中指端揉外劳宫。揉数分钟。

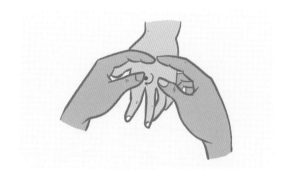

③揉肺俞穴（扫一扫二维码看动画）。

位置：在背部第 3 胸椎棘突下旁开 1.5 寸。

手法：以拇指于两侧的肺俞穴上按揉，先以顺时针方向揉右侧肺俞穴，再以逆时针方向揉左侧肺俞穴，每侧揉数分钟。

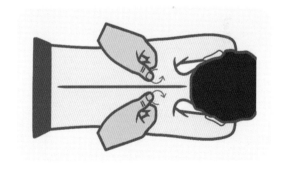

（2）如有发热无汗、面红唇赤、大便秘结、小便赤涩的症状，则在基础手法上加用以下手法。

①清天河水（扫一扫二维码看动画）。

位置：前臂正中，总筋至曲泽成一直线。

手法：用示、中二指面自腕推向肘，称清
（推）天河水。做 500 ～ 700 次。

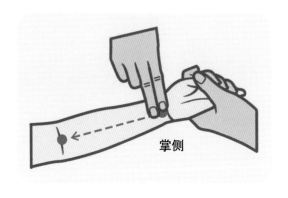

掌侧

②清大肠（扫一扫二维码看动画）。

位置：示指桡侧缘，自示指尖至虎口成一直线。

手法：自虎口向示指指尖方向直推为清大肠。
做 300 ～ 500 次。

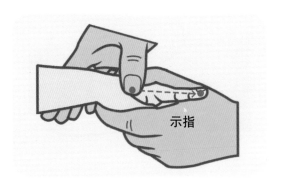

示指

③清心经（扫一扫二维码看动画）。

位置：中指末节螺纹面。

手法：自中指掌面末节指纹向指尖方向直推为

清，称清心经。做 300 ～ 500 次。

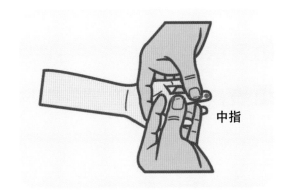

中指

第二章

退热，一步到位

发热是日常生活中常见的疾病类型，而儿童身体较弱，其他一些疾病如伤食、麻疹等因素，都可以引起儿童发热。由于儿童为纯阳体质且抵抗力较弱，通常儿童发热时会出现较明显的不适症状。如果儿童体温持续维持在较高水平，而未及时采取治疗措施，将会引起更多并发症。

所以说，儿童发热常见而不容小觑。那么，引起儿童发热的因素有哪些呢？如何根据发病特征判断发热类型而进行治疗呢？如何根据发病特点进行及时而合理的治疗呢？让我们通过一则儿童发热的家庭漫画故事来进入本章的内容吧。

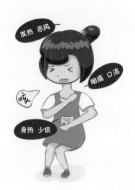

一、发热故事

"高温"并不"高难度"

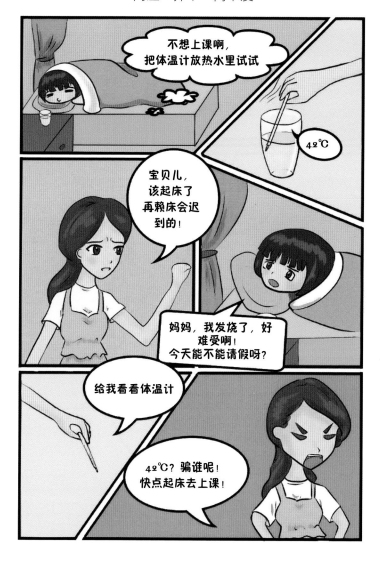

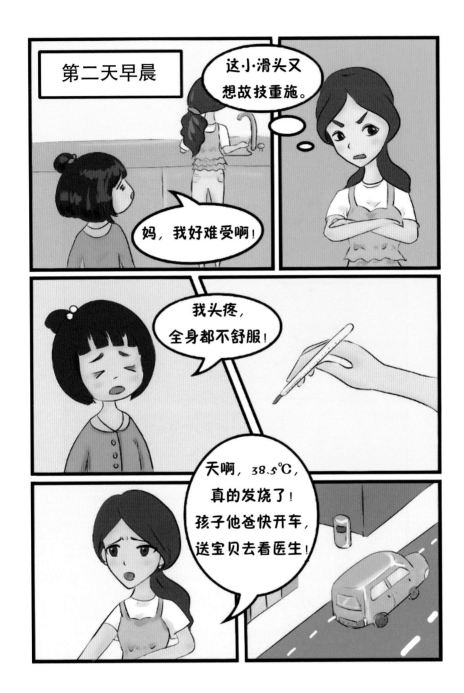

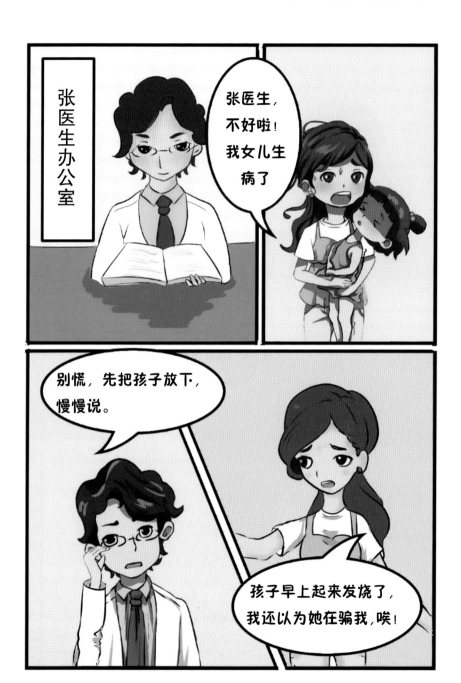

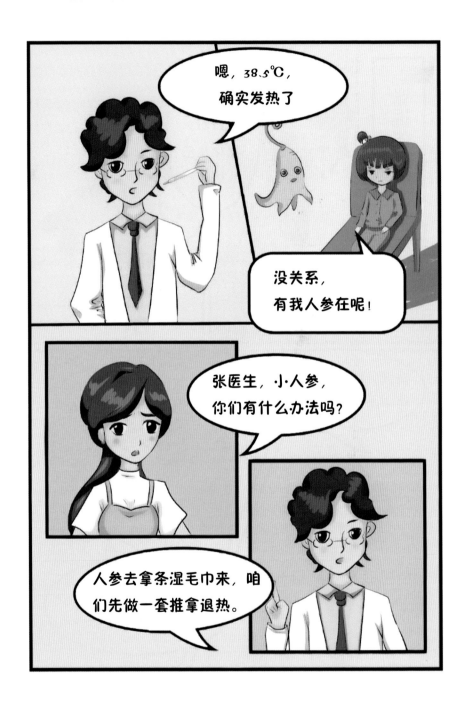

二、发热的原因

1.外感风热

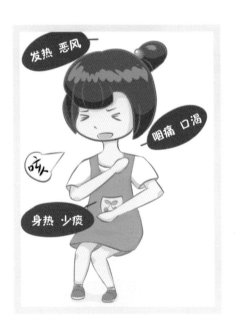

　　（1）**病因病机**：风热之邪外袭肌表，机体正邪交争，阴阳失调。

　　（2）**症状表现**：发热恶寒，身热较重，微恶风，头胀痛，或咳嗽少痰，或咳痰不爽，咽痛咽红，口渴。舌边尖红，苔薄白或微黄，脉浮数。

2.风暑夹湿

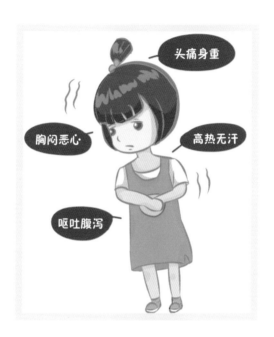

（1）**病因病机**：暑热之邪，侵袭肺卫，热蒸肌表，兼以耗伤津气，湿邪阻滞。

（2）**症状表现**：高热无汗，头痛，身重困倦，胸闷泛恶，食欲不振，或有呕吐，腹泻，咳嗽，苔薄白或腻，脉数。

3.阳虚外感

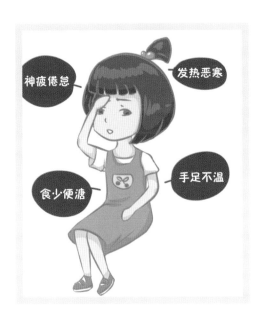

（1）**病因病机**：机体阳气素虚，外邪袭表。

（2）**症状表现**：恶寒、发热，面色无华，神疲肢怠，手足不温，食少便溏。舌淡红，苔白，脉沉迟或虚缓。

4.阴虚外感

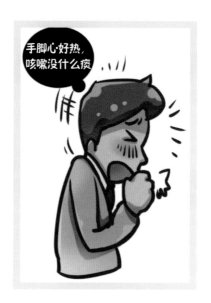

（1）**病因病机**：机体阴虚，兼有外感。

（2）**症状表现**：素体阴虚，发热、恶寒，头痛身热，微恶风寒，无汗或有汗不多，咳嗽，心烦，口渴，咽干，舌红，脉数。

三、推拿手法：手"动"退烧

1.基本手法

①开天门 100 次（扫一扫二维码看动画）。

位置：两眉连线中点至前发际成一直线。

手法：行推法，以拇指指腹在穴位上做直线推动。两拇指自下而上交替直推，称开天门，又称推攒竹。推 50 ～ 100 次，有发汗解表、镇惊安神、开窍醒神的功效。用力和动作宜柔和均匀，推动时要有节律，频率为每分钟 200 ～ 300 次。

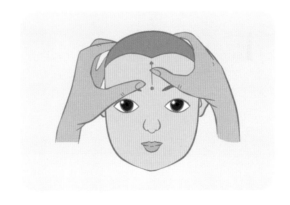

②推坎宫 100 次（扫一扫二维码看动画）。

位置： 自眉头起沿眉向眉梢成一横线。

手法： 行推法，以拇指侧面或指腹在穴位上做直线推动。两拇指自眉心向眉梢做分推，称推坎宫，又称推眉弓。推 50 ～ 100 次。可疏风解表，醒脑明目，止头痛。用力与动作宜柔和均匀，推动时要有节律，频率为每分钟 200 ～ 300 次。

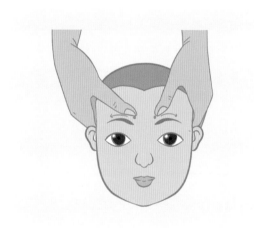

③运太阳 100 次（扫一扫二维码看动画）。

位置： 在颞部，当眉梢与目外眦间，向后约一横指凹陷处。

手法： 以拇指或示指、中指的螺纹面在太阳穴上做环形推动。此法以顺时针运为补，逆时针运为泻。运 50 ～ 100 次。可开窍、醒神。运法宜轻不宜重，宜缓不宜急，要在体表旋绕摩擦推动，不带动深层的肌肉组织。频率以每分钟 80 ～ 120 次为宜，运时向耳郭方向稍用点力。

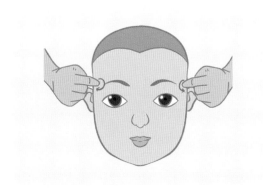

④清肺经 200 次（扫一扫二维码看动画）。

位置：无名指末节螺纹面。

手法：自无名指指尖向指根方向直推为补，称补肺经；自无名指指根向指尖方向直推为清，称清肺经。补肺经和清肺经统称推肺经。清肺经用于感冒发热及咳嗽、气喘、痰鸣等肺经实热证，因此此处选用清肺经，推 100 ～ 300 次。清肺经可宣肺清热、疏风解表、化痰止咳。用力和动作宜柔和均

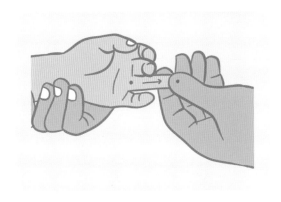

匀，推动时要有节律，频率为每分钟 200 ～ 300 次。此处一定要注意推动的方向，这与补泻有关，补泻弄错了治疗效果可就不一样了，因此家长一定要看仔细。

⑤清天河水 200 次（扫一扫二维码看动画）。

位置：前臂正中，总筋至曲泽成一直线。

手法：用示、中二指面自腕推向肘，称清（推）天河水。推 100 ～ 200 次。本穴性微凉，较平和，主要用于治疗热性病症，清热而不伤阴分，能清热解表、泻火除烦。用力和动作宜柔和均匀，推动时要有节律，频率为每分钟 200 ～ 300 次。推的方向一定是从腕到肘，不可反向操作！

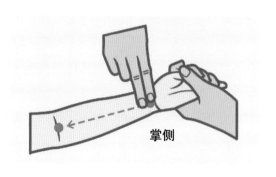

掌侧

⑥退六腑 200 次（扫一扫二维码看动画）。

位置：前臂尺侧，阴池至肘成一直线。

手法：用拇指面或示、中指面自肘推向腕，称退（推）六腑。推 100 ～ 200 次。可清热、凉血、解毒。用力和动作宜柔和均匀，推动时要有节律，频率为每分钟 200 ～ 300 次。推的方向一定是从肘到腕，不可反向操作!

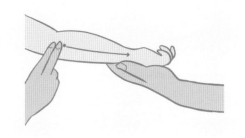

2.随证增加手法

（1）若出现胸闷泛恶、食欲不振，或有呕吐、腹泻、咳嗽、苔薄白或腻的症状，则在基础手法上加用以下手法。

①补脾经 200 次（扫一扫二维码看动画）。

位置：拇指末节螺纹面。

手法：循拇指桡侧缘向指根方向直推为补，称补脾经。注意从拇指指尖推向拇指根（不要推到掌根）。推 200 次，单方向直推，不宜来回推。

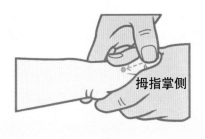

拇指掌侧

②逆运内八卦 150 次（扫一扫二维码看动画）。

位置：手掌面，以圆心至中指根横纹内 2/3 和外 1/3 交界点为半径画一圆，八卦穴即在此圆上。从小鱼际起按顺时针排列依次为乾、坎、艮、震、巽、离、坤、兑。

手法：用拇指端运，称运内八卦。按乾、坎、艮、震依次推运一周，称顺运内八卦，反之，称逆运内八卦。

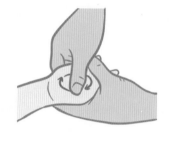

③推三关 200 次（扫一扫二维码看动画）。

位置：前臂桡侧，阳池至曲池成一直线。

手法：用拇指桡侧面或示、中指面自腕推向肘，称推三关。由外向内推 200 次。

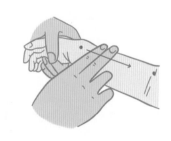

④补肾经 150 次（扫一扫二维码看动画）。

位置：小指末节螺纹面。

手法：自小指指根向指尖方向直推为补，称补肾经。做 150 次。

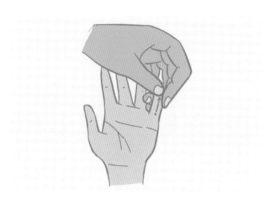

⑤揉中脘 150 次（扫一扫二维码看动画）。

位置：前正中线上，脐上 4 寸，或肚脐与胸剑联合连线的中点处。

手法：用指端或大鱼际揉中脘。做 150 次。

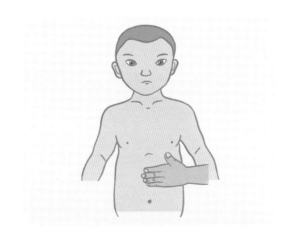

⑥摩腹 3 分钟（扫一扫二维码看动画）。

位置：腹部。

手法：掌或四指摩称摩腹。顺时针摩腹 3 分钟。

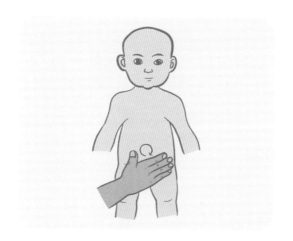

⑦清大肠 200 次（扫一扫二维码看动画）。

位置：示指桡侧缘，自示指尖至虎口成一直线。

手法：自虎口向示指指尖方向直推为清大肠。

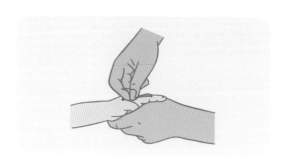

（2）若出现面色无华，神疲肢怠，手足不温，食少便溏，舌淡红，苔白，脉沉迟或虚缓的症状，则在基础手法上加用以下手法。

①揉外劳宫（扫一扫二维码看动画）。

位置： 在手背侧，第2、3掌骨间，掌指关节后约0.5寸处。

手法： 用拇指或中指端揉外劳宫。此法有补阳气，止腹痛或关节寒痛，收敛阴水的功效。此穴性温，体内有火者忌用。顺时针揉3～10分钟。

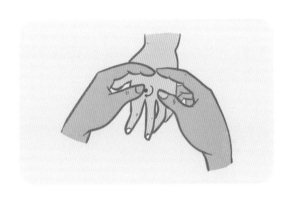

②推三关（扫一扫二维码看动画）。

位置： 前臂桡侧，阳池至曲池成一直线。

手法： 用拇指桡侧面或示、中指面自腕推向肘，称推三关。此法有补气行气、温阳散寒、发汗解表的功效。本穴性温热，主治一切虚寒病症，非虚寒病症者慎用。向心推 2 ～ 10 分钟。

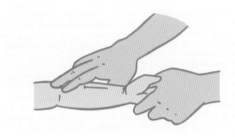

③分阴阳（扫一扫二维码看动画）。

位置：仰掌，掌后横纹。近拇指端称阳池，近小指端称阴池。

手法：两拇指自掌后横纹中（总筋）向两旁分推，称分阴阳，又称分推大横纹。此法有平衡阴阳、调和气血、行滞消食、化痰散结等功效。分阴阳多用于阴阳不调、气血不和而致的寒热往来、烦躁不安。分推阴阳 2 ～ 5 分钟。

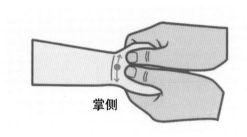

掌侧

第三章
帮孩子摆脱咳嗽"魔咒"

咳嗽是小儿常见的肺系病证，临床以咳嗽为主症。本病一年四季均可发生，冬春季多见。小儿年龄越小，患病率越高。大多预后良好，部分可致反复发作，日久不愈，或病情加重，发展为肺炎喘嗽，严重者甚至会引发肾炎、心肌炎等并发症，因此需要得到家长的重视。而咳嗽的致病因素多种多样，咳嗽可分为外感咳嗽与内伤咳嗽，由于小儿肺常不足，卫外不固，很容易感受外邪引起发病，故临床上以外感咳嗽为多见。咳嗽亦因病因、个人体质等因素分为风寒咳嗽、风热咳嗽、肝火犯肺、肺阴亏损等不同类型，不同类型的咳嗽有着不同的病症表现。

那么，如何及时而准确地判断病因，预防并发症的出现呢？如何辨别不同类型的咳嗽并进行施治呢？如何根据个人的病症进行个性化治疗呢？下面让我们通过这一章的内容对咳嗽的辨证治疗进行了解吧。

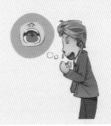

一、咳嗽故事

"咳"不容缓

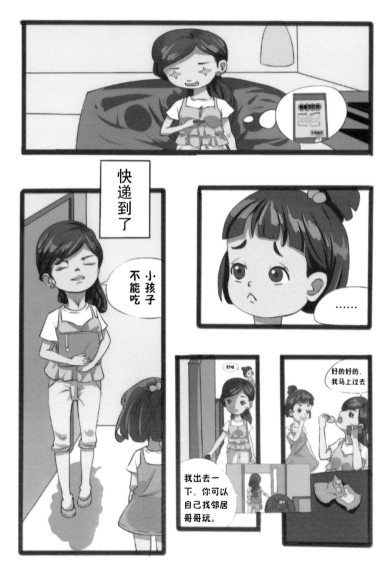

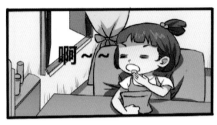

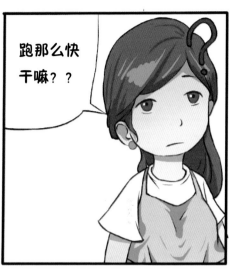

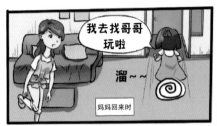

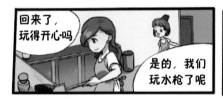

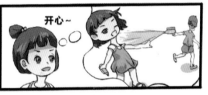

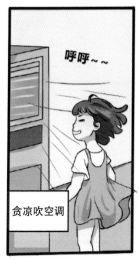

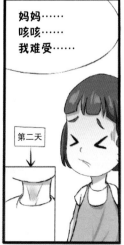

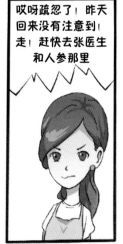

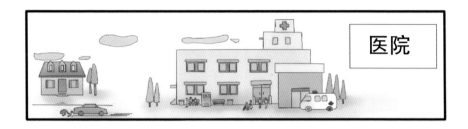

医院

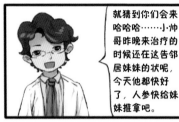

就猜到你们会来哈哈哈……小帅哥昨晚来治疗的时候还在这告邻居妹妹的状呢，今天他都快好了，人参快给妹妹推拿吧。

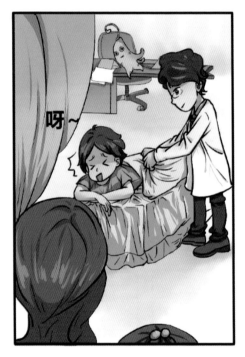

呀～

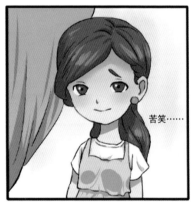

苦笑……

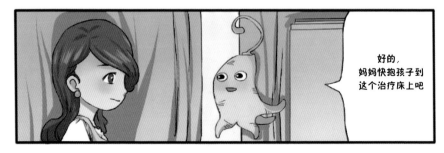

好的，妈妈快抱孩子到这个治疗床上吧

二、引发咳嗽的原因

1.风寒犯肺

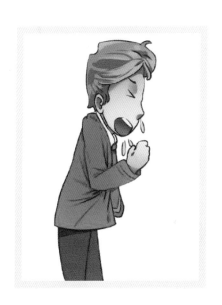

（1）**病因病机**：外感风寒之邪，从口鼻或皮毛而入，风寒之邪犯肺则咳嗽频作。

（2）**症状表现**：咳嗽痰稀，鼻流清涕，舌苔薄白，脉浮紧，指纹浮红。小儿风寒犯肺易从热化，若风寒夹热者，症见声音嘶哑，恶寒，鼻塞，咽红，口渴；若转风热证，则咳嗽痰黄，口渴咽痛，鼻流浊涕。

2.风热犯肺

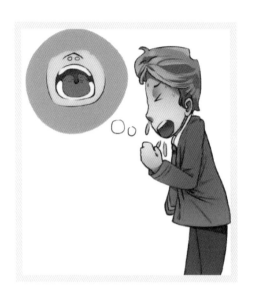

（1）病因病机：由风热犯肺所致，或由风寒犯肺转化而来。外感风热之邪，从口鼻或皮毛而入，或感受风寒之邪，在体内转化为热邪。

（2）症状表现：咳嗽不爽，咳声高亢或声浊，痰黄黏稠，不易咯出，口渴咽痛，鼻流浊涕，或伴发热恶风，头痛，微汗出，舌质红，苔薄黄，脉浮数，指纹浮紫。

3.燥邪伤肺

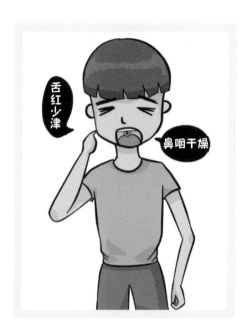

（1）**病因病机**：外感燥热之邪，灼伤肺阴或灼津生痰，影响肺的肃降功能。

（2）**症状表现**：干咳无痰，或痰少而黏，不易咳出，或痰中带血，并见鼻燥咽干。舌红少津，脉细数。

4.痰湿蕴肺

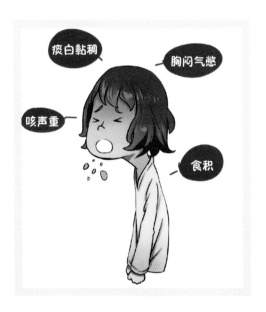

（1）**病因病机**：本证多见于素体脾虚湿盛患儿，由脾虚湿盛，聚生痰液，壅阻气道而致。

（2）**症状表现**：咳嗽重浊，痰多壅盛，色白而稀，喉间痰声辘辘，胸闷纳呆，神乏困倦，形体虚胖，舌淡红，苔白腻，脉滑，指纹沉滞。湿盛者胸闷纳呆，舌苔白腻；脾虚者神乏困倦，形体虚胖，纳食呆滞。

5.痰热郁肺

（1）病因病机： 本证多由邪热灼津炼痰，痰热结于气道而致，也可由脾胃积热，或心肝火旺，炼液为痰，上贮于肺而成。

（2）症状表现： 咳嗽痰多，色黄黏稠，咯吐不爽，咳剧气促，喉间痰鸣，发热口渴，烦躁不宁，尿少色黄，大便干结，舌质红，苔黄腻，脉滑数，指纹紫滞。

6.肝火犯肺

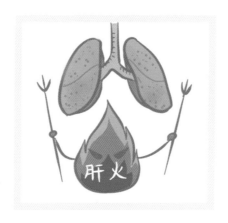

（1）病因病机： 多由情志郁结，气郁化火，灼伤肺阴，或邪热蕴结肝胆，上犯于肺，肺失清肃或肺络受伤所致。

（2）症状表现： 咳嗽阵作，气逆，咳痰黄稠，甚则咳吐鲜血，胸胁痛，性急易怒，心烦口苦，头晕目赤，大便干结，小便短赤，舌边红，苔薄黄，脉弦数。

7.肺阴亏耗

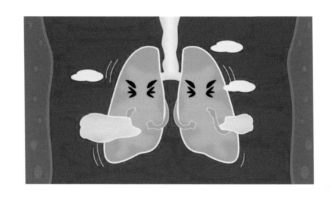

（1）**病因病机**：本证常为久咳，多由痰热壅肺转化而来。病邪停留于体内，损伤肺的津液，使肺阴不足，金破不鸣，故干咳无痰，喉痒声嘶。另外，肺阴受损则又会产生内热，内热又会损伤肺阴，这样就形成了一种恶性循环，肺脏的津液不断地被消耗，不能发挥正常的生理功能，就会久咳不愈。

（2）**症状表现**：干咳无痰，或痰少而黏，或痰中带血，不易咯出，口渴咽干，喉痒声嘶，午后潮热或手足心热，舌质红，舌苔少，脉细数，指纹紫。热伤肺络者，咳痰带血；阴津不足，津不上承，故口渴咽干；阴虚生内热，故午后潮热，或手足心热；舌红少苔，脉细数，乃阴虚之证。

三、推拿手法：治咳"圣手"

1.基本手法

①开天门（扫一扫二维码看动画）。

位置：两眉连线中点至前发际成一直线。

手法：两拇指自下而上交替直推。用力柔和均匀，推动时要有节律，频率为 20 ～ 30 次 / 分钟。推 50 ～ 100 次。

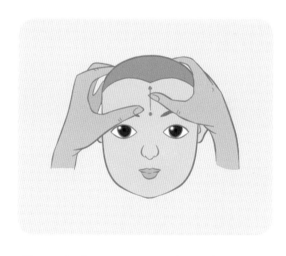

②推坎宫（扫一扫二维码看动画）。

位置：自眉头起沿眉向眉梢成一横线。

手法：两拇指自眉心向眉梢做分推，做 30 ～ 50 次。此法有疏风解表、醒脑明目的作用。

常用于治疗外感发热、头痛等。

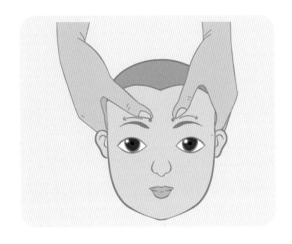

③下推膻中（扫一扫二维码看动画）。

位置：前正中线上，平第 4 肋间隙，或两乳头连线与前正中线的交点处。

手法：操作时，术者用示指、中指自胸骨切迹向下推至剑突 50 ～ 100 次。此法具有宽胸理气、

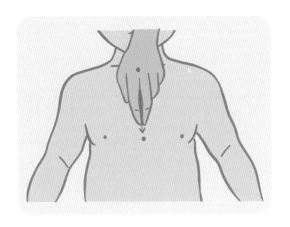

止咳化痰之功效。用于治疗呕吐、咳嗽、呃逆、嗳气等。

④按揉天突（扫一扫二维码看动画）。

位置： 在胸骨上窝中央。

手法： 以指或掌着力于体表，逐渐用力下压，称为按法。按法刺激强而舒适，与揉法结合运用，组成"按揉"复合手法。按揉法是按法与揉法的复合动作，包括指按揉法和掌按揉法两种。这里采用指按揉法，用手指螺纹面置于天突，前臂和手指施力，进行节律性按压揉动。按顺时针或逆时针方向按揉天突 50 ～ 100 次。

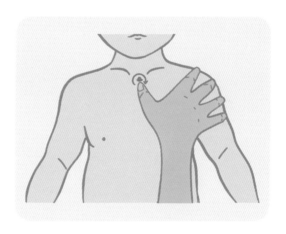

⑤揉乳根（扫一扫二维码看动画）。

位置： 乳头直下 2 分，当第 5 肋间隙，距前正中线 4 寸。

手法： 操作时，术者以拇指螺纹面附着于该穴

（双侧），按揉 30 ～ 50 次。此法具有宽胸理气、止咳化痰的功效。治疗咳嗽、胸闷、哮喘等疾病时可揉 50 ～ 100 次。

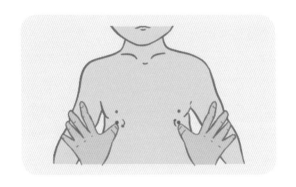

⑥揉丰隆（扫一扫二维码看动画）。

位置：外踝尖上 8 寸，条口穴外 1 寸，胫骨前嵴外二横指处。

手法：以拇指顺时针或逆时针按揉该穴 50 ～ 100 次。

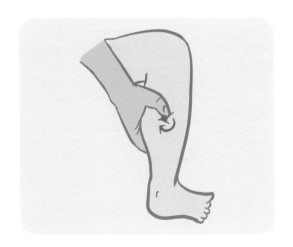

⑦揉肺俞（扫一扫二维码看动画）。

位置：在背部，第3胸椎棘突下旁开1.5寸。

手法：以拇指于两侧的肺俞穴上按揉50次左右。

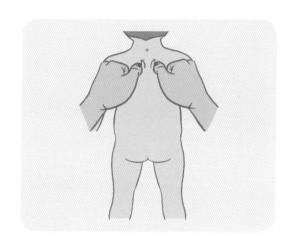

⑧捏脊（扫一扫二维码看动画）。

位置：大椎至长强成一直线。

手法：拇指在后，示、中指在前，三指同时用力拿捏皮肤，双手交替捏动，缓缓前移。用捏法自

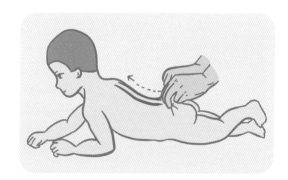

下而上称为捏脊。每捏 3 下再将脊背提 1 下，称为
"捏三提一法"。从尾骨端一直捏到颈部大椎穴，有
时可听到"叭、叭"的响声，捏 3 ~ 5 遍，至皮肤
红润微充血而止。注意捏第一遍以及最后一遍的时
候不用做上提的动作。

2. 随证增加手法

（1）若咳嗽力度加重，咳嗽较用力，且咳白
痰，这时在宣肺止咳的基础上，要加用健脾化痰的
手法。

①运内八卦 300 次（扫一扫二维码看动画）。

位置： 手掌面，以圆心至中指根横纹内 2/3 和
外 1/3 交界点为半径画一圆，八卦穴即在此圆上。
从小鱼际起按顺时针排列依次为乾、坎、艮、震、
巽、离、坤、兑。

手法： 用拇指端运，称运内八卦。按乾、坎、
艮、震依次推运一周，称顺运内八卦。使用按摩油

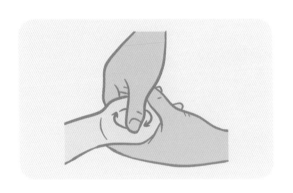

等按摩介质，用拇指或示指、中指指尖在孩子的手掌上，沿着大小鱼际做顺运内八卦，动作要轻柔，以掌心有酥痒感为宜。

②揉按小横纹（扫一扫二维码看动画）。

位置： 掌面示指、中指、无名指、小指掌指关节横纹处。

手法： 用拇指桡侧从示指侧直推至小指侧，称推小横纹。推时如果触及穴位下面有疙瘩般的颗粒感，可以将它们想象成痰，尽量将其推掉。推2～3分钟。

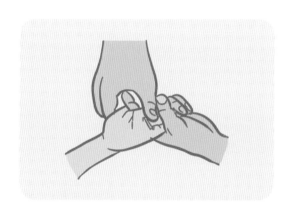

（2）若出现精神疲乏，咳嗽气喘，咳大量清稀白痰，舌淡苔白腻，则在基础手法上加用以下手法。

①补肾经300次（扫一扫二维码看动画）。

位置： 小指末节螺纹面。

手法： 自小指指根向指尖方向直推为补，称补肾经。推 100 ~ 300 次。

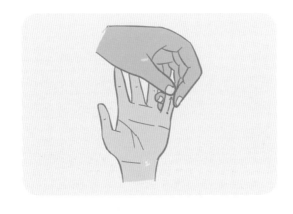

②补脾经 300 次（扫一扫二维码看动画）。

位置：拇指末节螺纹面。

手法：循拇指桡侧缘向指根方向直推为补，称
补脾经。推 100 ~ 300 次。

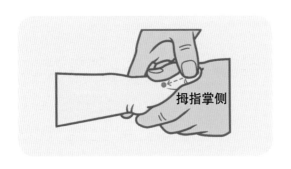

拇指掌侧

③按揉足三里（扫一扫二维码看动画）。

位置：在小腿外侧，距胫骨前缘一横指，犊鼻
穴下 3 寸。小一点的孩子可以让其平卧在床上，大
一点的孩子可以让其坐着，双膝稍微屈曲，然后爸

爸妈妈用拇指指腹沿着孩子的小腿下端胫骨外侧缘由下向上推，当推至突出的斜面骨头不能再推时，拇指尖所指处向外旁开一横指便是该穴。

手法：将左右手分别放于两侧的足三里穴位上按摩，也可以单侧按摩。也可以用拇指稍微屈曲直接按压在足三里穴位上，其余四指握拳或张开，起支撑作用，以协同用力，力度以能够忍受为度，按揉结合，让刺激到达肌肉组织的深层，至局部皮肤有热感为度。每次做 1 ～ 2 分钟，一天做 2 ～ 3 次即可。

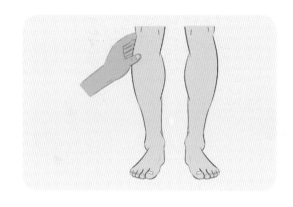

第四章
还在担心孩子的哮喘吗

哮喘是小儿时期常见的一种反复发作的哮鸣气喘性肺系疾病。哮喘有明显的遗传倾向，初发年龄以 1～6 岁多见。哮喘的发作有较明显的季节性，以秋季、春季气候多变时易于发病。大多数患儿经治疗可缓解或自行缓解，正确地治疗和调护后，随着年龄的增长，大都可以治愈。但若失于防治，喘息持续，或反复发作，迁延不愈，可延及成年，甚至遗患终身。哮喘发作严重时，若未得到及时有效的治疗，可有生命危险。

儿童哮喘的致病因素亦有多种，内因责之于肺、脾、肾不足，痰饮内伏，以及先天禀赋遗传因素，成为哮喘之夙根；感受外邪、接触异物、饮食不慎、情志失调以及劳倦过度等，都是哮喘的诱发因素。临床以反复发作性喘促气急，喉间哮鸣，呼气延长，严重者不能平卧，张口抬肩，摇身撷肚，唇口青紫为特征。哮喘常在清晨或夜间发作或加剧，需要得到及时而合理的治疗。让我们通过下面的家庭漫画故事来初步认识小儿哮喘吧。

一、哮喘故事

笑而"平"喘

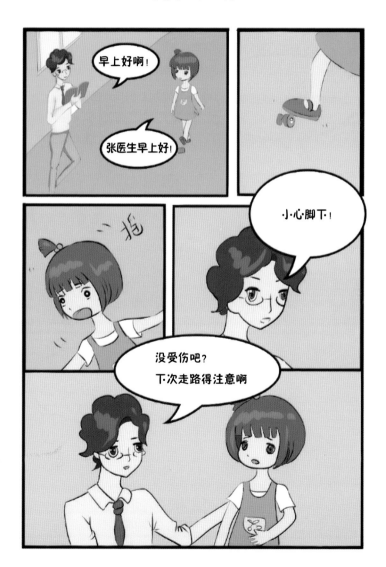

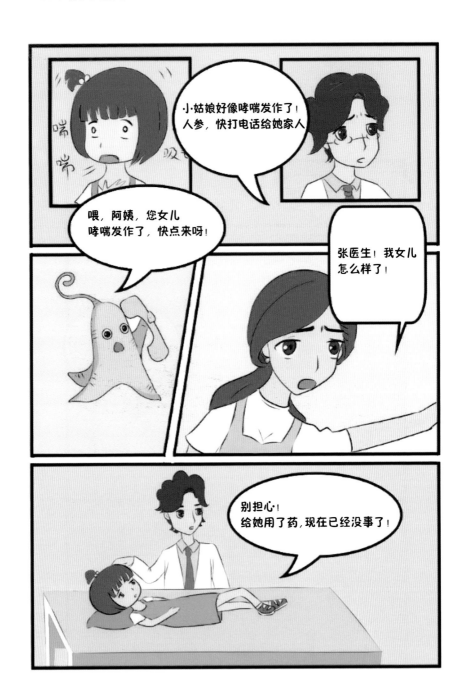

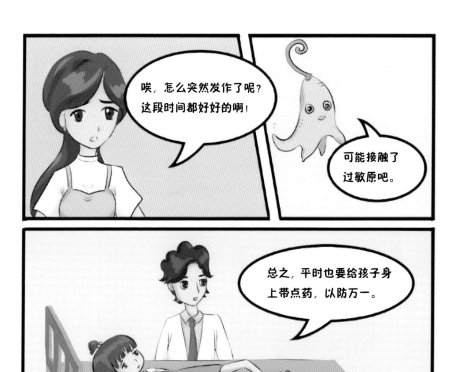

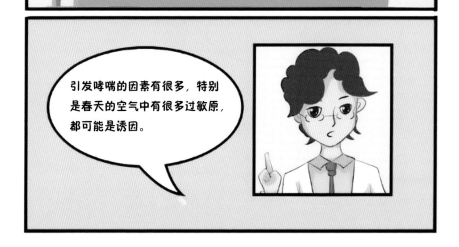

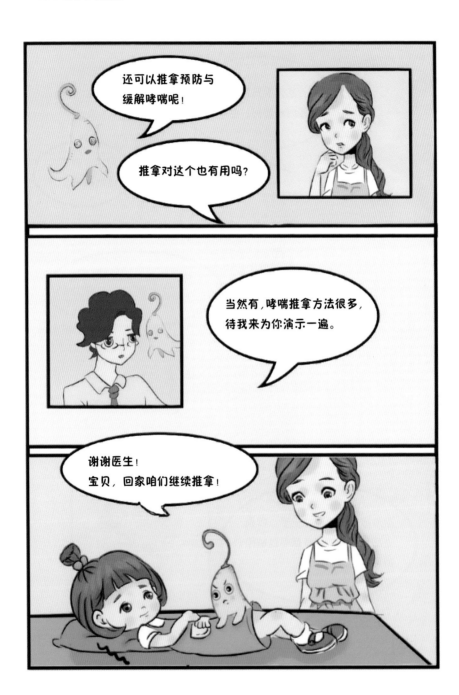

二、引发哮喘的病因

（一）发作期

1. 寒性哮喘

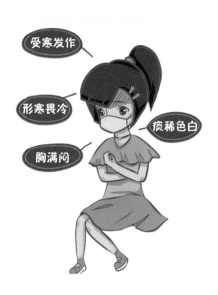

（1）**病因病机**：风寒犯肺，引动伏痰，痰气交阻，阻塞气道，故见喉间痰鸣，呼吸急促，痰白清稀。风寒犯肺，肺气失宣，则见鼻流清涕，形寒无汗，舌质淡红，苔白，脉浮紧。

（2）**症状表现**：气喘咳嗽，喉间哮鸣，痰稀色白，多泡沫，形寒肢冷，鼻塞，流清涕，面色淡白，唇青，恶寒无汗，舌质淡红，舌苔白滑或薄白，脉浮紧，指纹红。

2. 热性哮喘

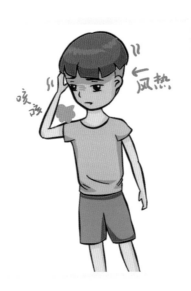

（1）**病因病机**：多为外感风热，或风寒化热，引动伏痰，痰热相结，阻于气道而咳喘哮鸣。

（2）**症状表现**：咳嗽喘息，声高息涌，喉间哮吼痰鸣，痰稠黄难咯，胸膈满闷，身热，面赤，鼻塞流黄稠涕，口干，咽红，尿黄，便秘，舌质红，舌苔黄，脉滑数，指纹紫。

（二）缓解期

1.肺脾气虚

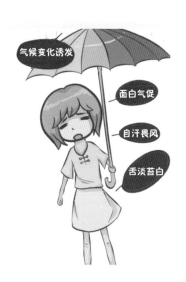

（1）**病因病机**：肺主表，表卫不固，故多汗，易感冒；肺主气，肺虚则气短，咳嗽无力；脾主运化，脾气虚运化失健，故纳差，便溏，失于充养则形瘦。

（2）**症状表现**：咳嗽无力，反复感冒，气短自汗，神疲懒言，形瘦纳差，面白少华或萎黄，便溏，舌质淡胖，舌苔薄白，脉细软，指纹淡。

2.脾肾阳虚

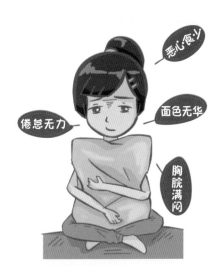

（1）**病因病机**：肾阳虚，摄纳无权，故动则喘促咳嗽，面色苍白，形寒肢冷，脚软无力；脾阳虚，运化失司，则腹胀纳差，大便溏薄。

（2）**症状表现**：动则喘促，咳嗽无力，气短心悸，面色苍白，形寒肢冷，脚软无力，腹胀纳差，大便溏泄，夜尿多，发育迟缓，舌质淡，舌苔薄白，脉细弱，指纹淡。较大儿童可有腰酸膝软，畏寒，四肢欠温，夜尿多等表现。

3.肺肾阴虚

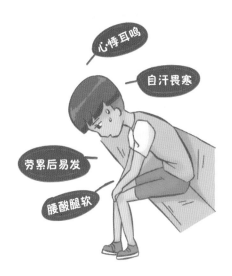

（1）**病因病机**：素体阴虚，或热性哮喘日久不愈，或用药过于温燥，伤及肺肾之阴，肺阴虚则干咳少痰，肾阴虚则喘促乏力。

（2）**症状表现**：平素喘促乏力，咳嗽时作，干咳或咳痰不爽，面色潮红，形体消瘦，潮热盗汗，口咽干燥，手足心热，便秘，舌红少津，舌苔花剥，脉细数，指纹淡红。

三、推拿手法：止哮平喘，从手做起

基本手法

①清肺经 500 次（扫一扫二维码看动画）。

位置：无名指末节螺纹面。

手法：自无名指指根向指尖方向直推小儿左手肺经，推 500 次。

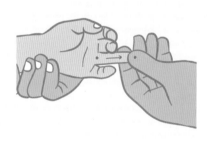

②清胃经 400 次（扫一扫二维码看动画）。

位置：拇指掌面近掌端第 1 节（或大鱼际桡侧

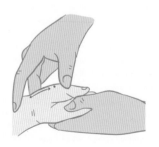

赤白肉际处)。

手法： 自掌根向拇指根方向直推为清，称清胃经。右手示指侧峰着力于小儿左侧胃经，自腕横纹沿赤白肉际推向指根 400 次。

③清大肠经 400 次（扫一扫二维码看动画）。

位置： 示指桡侧缘，自示指尖至虎口成一直线。

手法： 自虎口向示指指尖方向直推为清大肠。右手拇指侧峰着力于小儿左手示指桡侧的大肠经，自指根推向指尖，共 400 次。

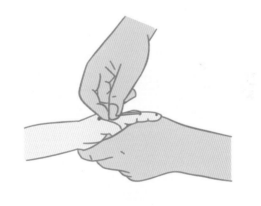

④揉前胸膻中（扫一扫二维码看动画）。

位置： 前正中线上，平第 4 肋间隙，或两乳头连线与前正中线的交点处。

手法： 操作时，术者合并五指着力于膻中穴，进行上下往返擦法，直至局部发热。

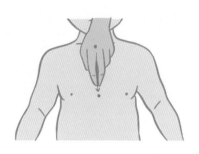

⑤擦后背肺俞（扫一扫二维码看动画）。

位置： 在背部，第 3 胸椎棘突下旁开 1.5 寸。

手法： 用掌擦法，称擦肺俞。

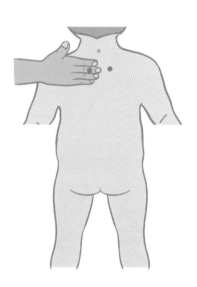

⑹补脾经（扫一扫二维码看动画）。

位置： 拇指末节螺纹面。

手法： 循拇指桡侧缘向指根方向直推为补，称补脾经。做 300 ～ 500 次。

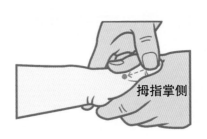

拇指掌侧

⑺清肺经 300 次（扫一扫二维码看动画）。

位置： 无名指末节螺纹面。

手法： 自无名指指根向指尖方向直推小儿左手肺经。

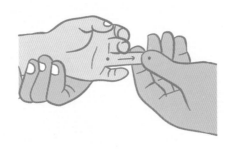

第五章

告别鼻炎，不再烦恼

　　鼻炎是反复上呼吸道感染中的一种。儿童鼻炎是很多家长都比较关注的问题。造成儿童鼻炎的原因有很多种，例如儿童抵抗力较弱、鼻腔用药不当、不恰当的鼻内刺激、生活环境中的空气质量较差等原因。根据不同的致病因素和个人体质不同，儿童鼻炎可以分为很多种类型，不同类型的鼻炎又表现出不同的症状。但不同类型的儿童鼻炎一般也会出现鼻塞、流涕、嗅觉下降、头昏头胀、食欲不振等现象。若儿童鼻炎发作时，没有得到及时且合理的治疗，则易形成慢性鼻炎。长期鼻阻塞和张口呼吸会影响面部和胸部的发育，作为家长需要多加注意。

　　那么，儿童鼻炎由哪些致病因素引起，又分为哪些类型呢？针对不同类型、不同病症的鼻炎要如何施治呢？让我们通过接下来的一则漫画来对儿童鼻炎有个初步的印象。

一、鼻炎故事

百试百"灵"

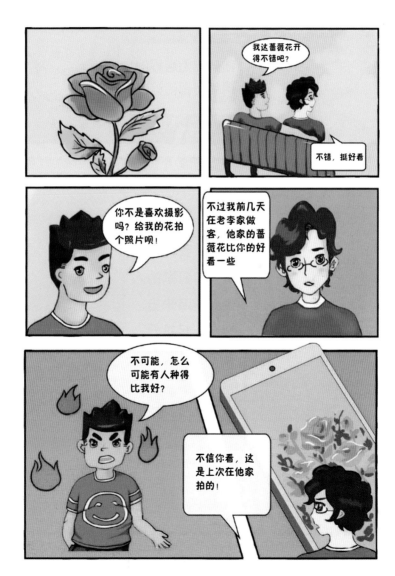

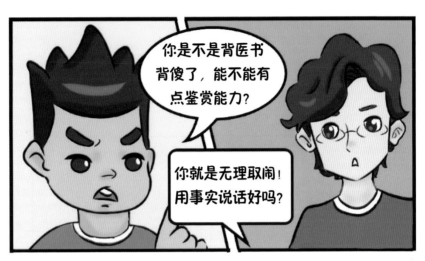

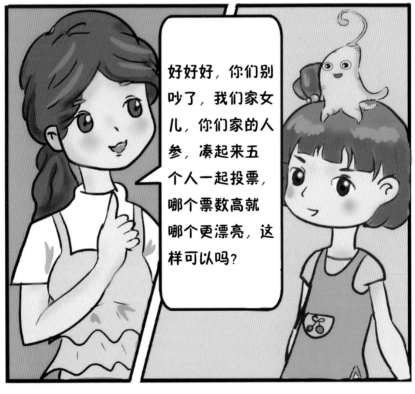

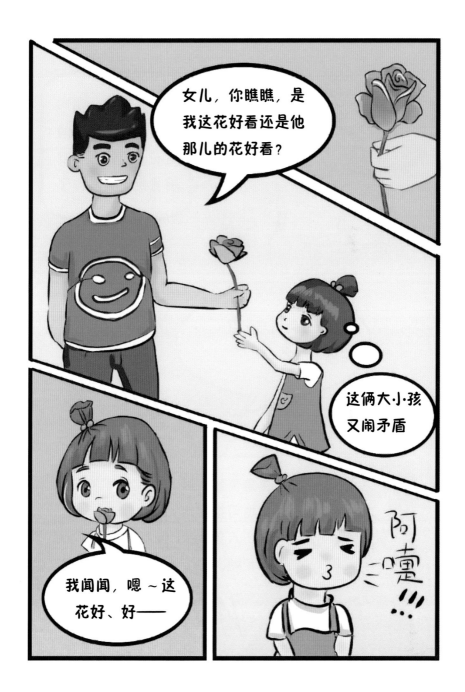

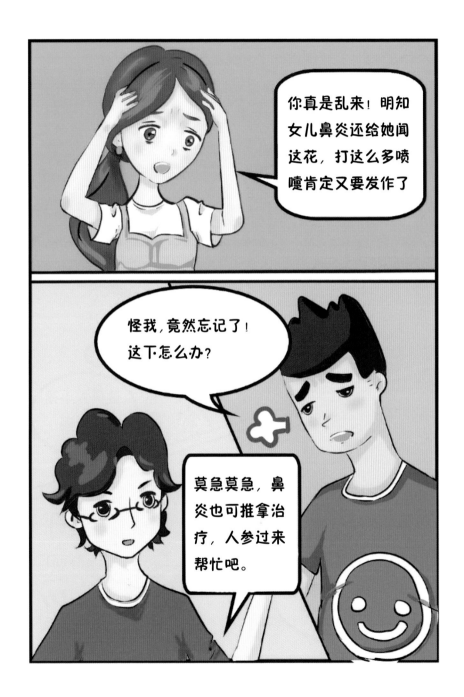

二、"闻"出来的鼻炎

（一）实证

1.肺经风热

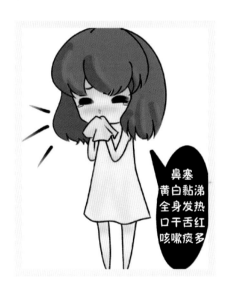

（1）病因病机： 感受风热之邪，热邪蕴积于肺，常上灼鼻窍而为涕为渊。

（2）症状表现： 鼻流黄白黏涕，量多，鼻塞时作，嗅觉减退，鼻窍肌膜红肿，前额或颧部疼痛，全身并见发热恶寒，咳嗽痰多，口干，舌质红，苔薄白，脉浮数或滑数。

2.胆腑郁热

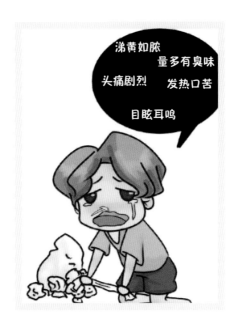

（1）**病因病机**：气郁化火，火热之邪蕴积于肺，常上灼鼻窍。

（2）**症状表现**：鼻涕黄浊稠如脓，量多有臭味，鼻塞，嗅觉差，鼻窍肌膜红赤肿胀，头痛剧烈，或前额痛，或双侧太阳穴痛，或面部颧骨疼痛，并见发热，口苦咽干，目眩，耳鸣耳聋，舌质红，苔黄，脉弦数。

3.脾经湿热

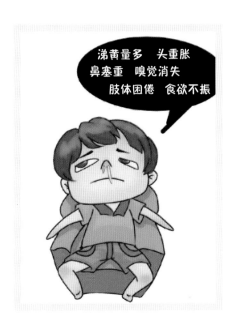

（1）**病因病机**：脾虚生湿，湿阻气机，郁而化热，湿热互结，上逆于肺，而灼鼻窍。

（2）**症状表现**：鼻涕黄浊量多，涕带臭味，鼻塞较甚，嗅觉消失，鼻窍肌膜红肿，并见头痛剧烈，头重头胀不适，肢体困倦，食欲不振，脘腹胀满，小便黄，舌质红，苔黄腻，脉滑数或濡。

（二）虚证

1.肺气虚寒

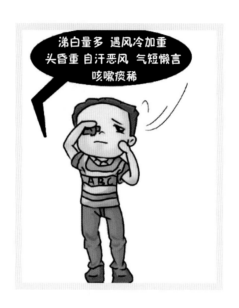

（1）**病因病机**：肺气虚而失肃降，寒湿内盛，寒痰上逆于鼻窍而发。

（2）**症状表现**：鼻涕黏白量多，无臭味，嗅觉减退，鼻塞或轻或重，鼻窍肌膜肿胀淡红，每遇风冷加重，伴见头重头昏，自汗恶风，气短无力，懒言声低，咳嗽痰稀，舌质淡，苔薄白，脉缓弱。

2.脾气虚弱

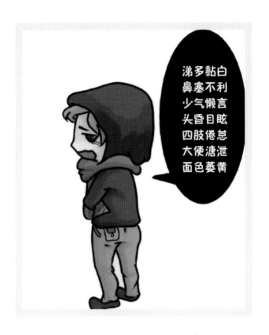

（1）**病因病机**：脾虚升清无力而内生寒湿，窍窍肌膜失养，寒湿上逆而作。

（2）**症状表现**：涕多黏浊色白，久延不已，鼻塞不利，香臭难辨，头晕目眩，少气懒言，四肢倦怠，食少，大便不实或溏泄，面色萎黄，舌质淡，苔薄白，脉缓无力。

3. 髓海不充

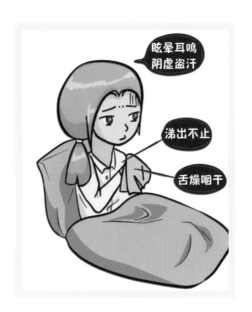

（1）病因病机：多见于先天禀赋不足，后天喂养不当、顾护失宜之小儿，病程过久或素体本虚，导致肾虚精亏，髓海失养，热灼鼻窍而成。

（2）症状表现：涕出脓黏，或如鱼脑，涓涓不止，眩晕，耳鸣，视物不清，腰膝酸软，阴虚盗汗，颧红咽干，舌燥，舌质红，苔少而干，脉细数。

三、推拿手法：看图学"通"鼻

1.基本手法

（1）开门四大法

①开天门 300 次（扫一扫二维码看动画）。

位置：两眉连线中点至前发际成一直线。

手法：用两手掌面及四指扶住孩子的头部，用两拇指交替由印堂向上直推至前发际。

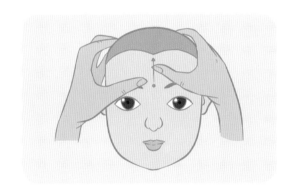

②推坎宫 300 次（扫一扫二维码看动画）。

位置： 自眉头起沿眉向眉梢成一横线。

手法： 用两手固定孩子的头部，用两拇指由眉头沿眉向眉梢做分推。

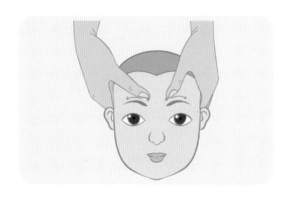

③揉太阳 300 次（扫一扫二维码看动画）。

位置： 在颞部，当眉梢与目外眦间，向后约一横指凹陷处。

手法： 两手四指扶住孩子的头部，用两手拇指指端或示指螺纹面在穴位处做揉法。

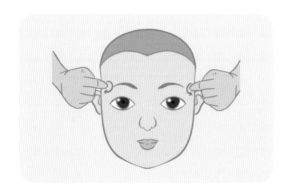

④揉耳后高骨 300 次（扫一扫二维码看动画）。

位置：耳后入发际高骨下凹陷中。

手法：两手分别附于孩子头部两侧偏上处，用两手示指或中指端着力在穴位处按揉。

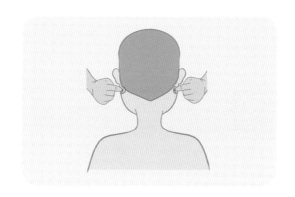

（2）按揉印堂穴 2 分钟（扫一扫二维码看动画）。

位置：两眉头连线之中点。

手法：患儿坐位或仰卧，家长以拇指按揉印堂穴 1 分钟。

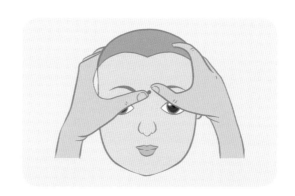

（3）按揉鼻通穴2分钟（扫一扫二维码看动画）。

位置： 位于鼻子两侧的中间，鼻骨与软组织交界处，即鼻唇沟上端尽头处。

手法： 如果小朋友好动，家长可以用其他四指固定小朋友的头部，使用拇指揉按此穴位。

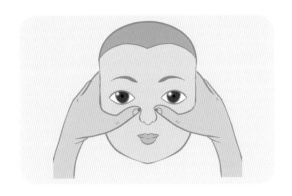

（4）按揉迎香穴2分钟（扫一扫二维码看动画）。

位置： 位于鼻翼外缘中点旁 0.5 寸，鼻唇沟中。

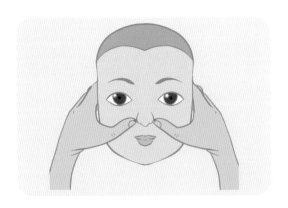

手法：迎香穴是胃经的起点。很多鼻塞的小朋友闻不到味道，按压这个穴位就可"迎接香味"，通鼻窍作用显著。另外，如果上牙疼痛，均可用此穴配合合谷穴按压。

（5）黄蜂入洞200次（扫一扫二维码看动画）。

位置：两鼻孔下缘。

手法：此为小儿推拿复式操作法之一。用示、中两指指端在患儿两鼻孔下缘揉动，称为黄蜂入洞。患儿坐位或仰卧位，家长一手轻扶患儿头部，使患儿头部相对固定，另一手示、中两指指端紧贴患儿两鼻孔下缘处，或放于两侧迎香穴处，以腕关节为主动，带动着力部分做反复揉动200次（不要伸入鼻孔）。

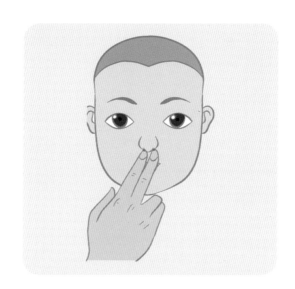

（6）擦睛明至迎香 50 次（扫一扫二维码看动画）。

位置： 鼻翼两侧睛明至迎香成一条直线。

手法： 擦鼻翼两侧，用拇指从鼻根部从上向下来回推。

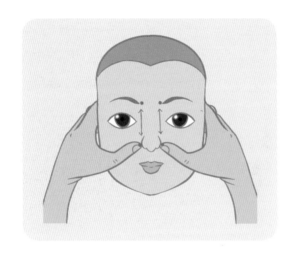

2.随证增加手法

（1）若鼻塞明显，呼吸不畅，流大量黄浊脓涕，则在基础手法上增加以下手法。

清肝经 500 次（扫一扫二维码看动画）。

位置： 示指末节螺纹面。

手法： 自示指指根向指尖方向直推为清，称清肝经。用一只手将孩子的示指固定，暴露示指螺纹面部分，用另一只手的拇指指面着力于穴位上，做由指根推向指尖方向的动作。

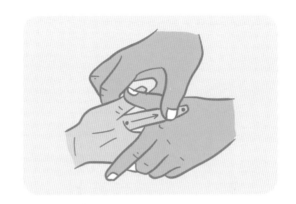

（2）若鼻塞明显，流大量白色清涕，打喷嚏较多，则在基础手法上增加以下手法。

①按揉曲池穴（扫一扫二维码看动画）。

位置：屈肘成直角，在肘横纹外侧端与肱骨外上髁连线的中点。

手法：以拇指点揉曲池穴 2 ～ 3 分钟。

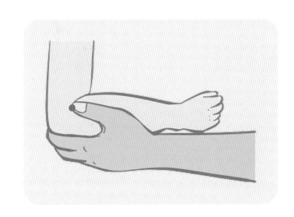

②揉风池穴（扫一扫二维码看动画）。

位置：在枕骨之下，斜方肌上端与胸锁乳突肌之间的凹陷中。

手法：以拇指、示指分别置于两侧的风池穴上，按揉 2 ～ 3 分钟。

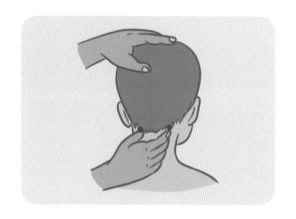

第六章
拉肚子？别担心

　　泄泻是以大便次数增多，粪质稀薄或如水样为特征的小儿常见病，西医学称为腹泻。儿童腹泻是十分令家长头痛的一种疾病，在日常生活中，很多小孩子因为饮食失宜、受凉、病毒或细菌感染等原因而生病，经常出现腹泻的现象。腹泻虽然常见，但是同样应该引起家长们的重视。轻度的腹泻可以引起消化道不适反应，严重的腹泻可以导致脱水、中毒，产生如烦躁、精神萎靡、体温升高、外周血白细胞计数明显增高等现象。因此，小儿腹泻应当予以及时治疗，避免因腹泻而引发更严重的不良反应。

　　那么，什么原因可以引起小儿腹泻呢？不同类型的小儿腹泻又应当如何施治呢？让我们通过漫画来对腹泻及其治法进行学习吧。

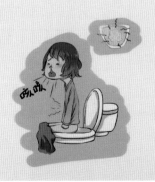

一、腹泻故事

一不小心，就被"腹泻"缠住

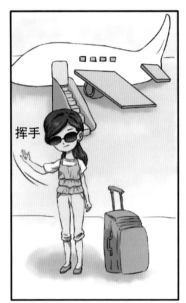

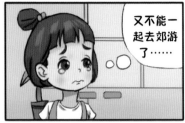

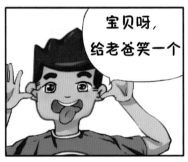

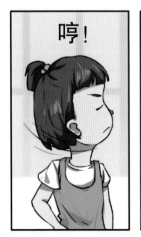

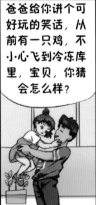

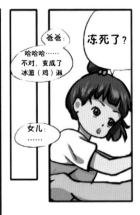

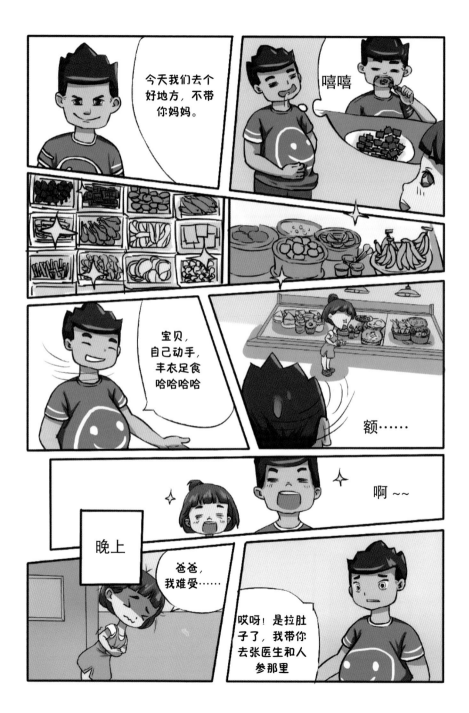

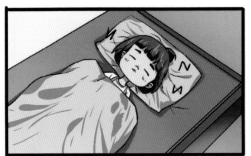

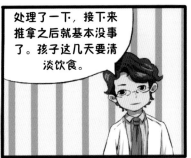

处理了一下，接下来推拿之后就基本没事了。孩子这几天要清淡饮食。

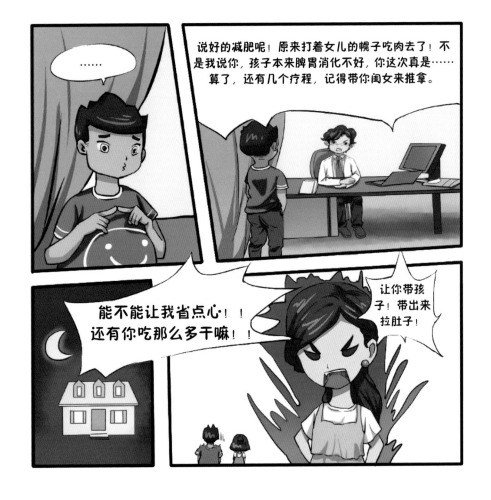

……

说好的减肥呢！原来打着女儿的幌子吃肉去了！不是我说你，孩子本来脾胃消化不好，你这次真是……算了，还有几个疗程，记得带你闺女来推拿。

能不能让我省点心！！还有你吃那么多干嘛！！

让你带孩子！带出来拉肚子！

二、寻找腹泻的病因

1.寒湿泄泻

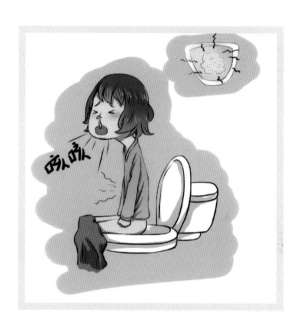

（1）**病因病机**：寒客于脾胃，寒湿内生而致。

（2）**症状表现**：泄泻清稀，甚则如水样，腹痛肠鸣，脘闷食少，苔白腻，脉濡缓。若兼外感风寒，寒邪阻滞，则恶寒发热，咳嗽流涕，肠鸣腹痛；舌质淡，苔薄白，脉浮紧，指纹淡红，为风寒郁阻之象。

2.湿热泄泻

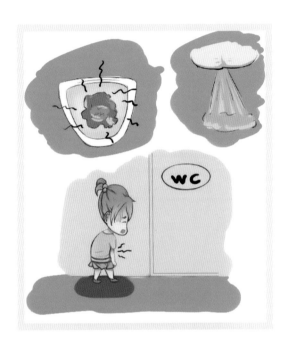

（1）**病因病机**：脾虚生湿，气郁化热，湿热蕴结，下注大肠，传化失职，则泻下急迫，量多次频。

（2）**症状表现**：大便水样，或如蛋花汤样，泻下急迫，量多次频，气味秽臭，或见少许黏液，腹痛时作，恶心呕吐，或发热烦躁，口渴尿黄，舌质红，苔黄腻，脉滑数，指纹紫。

3.伤食泄泻

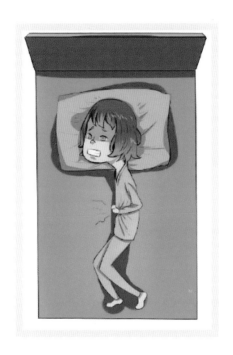

（1）**病因病机**：有乳食不节史，小儿脾胃虚弱，过食则增加脾胃负担，饮食内停，壅滞肠胃，则大便稀溏。

（2）**症状表现**：大便稀溏，夹有乳凝块或食物残渣，气味酸臭，或如败卵，脘腹胀满，嗳气酸馊，或有呕吐，不思乳食，腹痛拒按，泻后痛减，夜卧不安，舌苔厚腻，或微黄，脉滑实，指纹紫滞。

4.脾虚泄泻

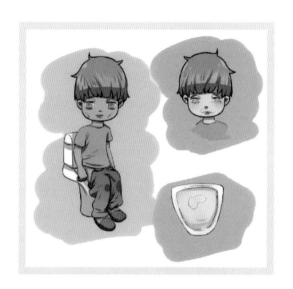

（1）**病因病机**：常由暴泻失治迁延形成。脾胃虚弱，运化失职，则大便稀溏；脾阳虚者，面白无华，肢体不温，大便清稀。

（2）**症状表现**：大便稀溏，色淡不臭，多见因稍进油腻食物或进食稍多后大便次数明显增多而发生泄泻。时轻时重，面色萎黄，神疲倦怠，食欲不振，形体消瘦，舌淡苔白，脉缓弱，指纹淡。

5.肾虚泄泻

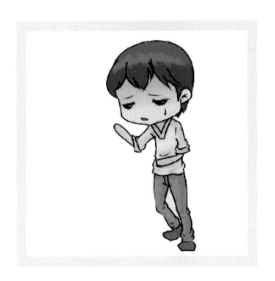

（1）**病因病机**：本证常见于久泻。脾肾阳虚，命火不足，脾失温煦，中焦虚寒，则久泻不止，食入即泻，完谷不化。

（2）**症状表现**：久泻不止，食入即泻，澄澈清冷，或见脱肛。有时可见黎明之前脐腹作痛，肠鸣即泻，泻后则安。形寒肢冷，面色㿠白，精神萎靡，寐时露睛，舌淡苔白，脉细弱，指纹色淡。

6.肝郁泄泻

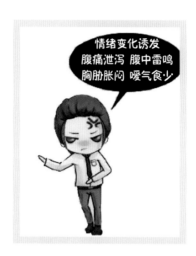

（1）**病因病机**：肝气郁结，肝木克土，其病及脾而致。

（2）**症状表现**：每逢抑郁恼怒，或情绪紧张之时，即发生腹痛泄泻，腹中雷鸣，攻窜作痛，腹痛即泻，泻后痛减，矢气频作，胸胁胀闷，嗳气食少，舌淡，脉弦。

三、推拿手法：拒绝一"泻"千里，从手学起

1.基础手法

①补脾经（扫一扫二维码看动画）。

位置：拇指末节螺纹面。

手法：循拇指桡侧缘向指根方向直推为补，称补脾经。做 100 ～ 300 次。

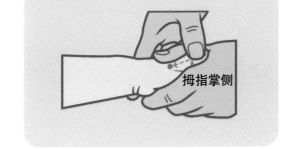

拇指掌侧

②清大肠（扫一扫二维码看动画）。

位置：示指桡侧缘，自示指尖至虎口成一直线。

手法：自虎口向示指指尖方向直推为清大肠。推 100 ～ 300 次。

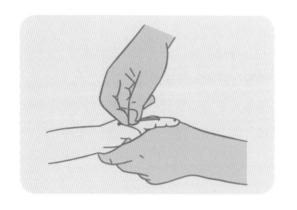

③揉板门（扫一扫二维码看动画）。

位置：手掌大鱼际平面。

手法：指端揉之，称揉板门或运板门。做 100 ～ 300 次。

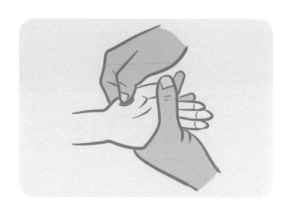

④运内八卦（扫一扫二维码看动画）。

位置：手掌面，以圆心至中指根横纹内 2/3 和外 1/3 交界点为半径画一圆，八卦穴即在此圆上。从小鱼际起按顺时针排列依次为乾、坎、艮、震、巽、离、坤、兑。

手法：用拇指端运，称运内八卦。按乾、坎、艮、震依次推运一周，称顺运内八卦。使用按摩油等按摩介质，用拇指或示指、中指指尖在孩子的手掌上，沿着大小鱼际做顺运内八卦。做 100 ～ 300 次。

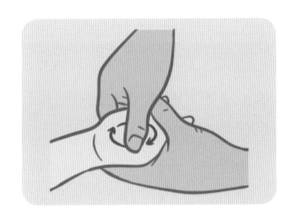

⑤揉中脘（扫一扫二维码看动画）。

位置：前正中线上，脐上 4 寸，或肚脐与胸剑联合连线的中点处。

手法：用指端或大鱼际摩揉中脘。做

100 ～ 300 次。

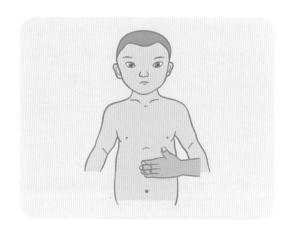

⑥揉天枢（扫一扫二维码看动画）。

位置： 脐中旁开 2 寸。简便取穴法为肚脐旁开三横指（孩子的手指）。

手法： 两手手指按揉左右两侧的天枢穴。揉 100 ～ 300 次。

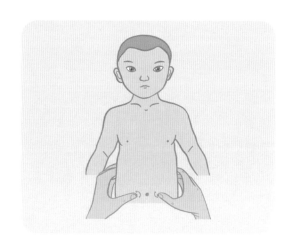

⑦揉龟尾（扫一扫二维码看动画）。

位置：尾椎骨端。

手法：拇指端或中指端揉，称揉龟尾。揉100 ～ 300 次。

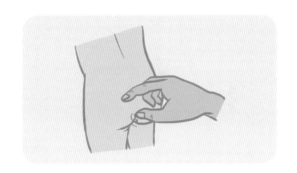

2.随证增加手法

（1）若腹泻的同时伴有剧烈腹痛，则在基础手法上增加以下手法。

①揉一窝风300 次（扫一扫二维码看动画）。

位置：手背腕横纹正中凹陷处。

手法：指端揉之，称揉一窝风。

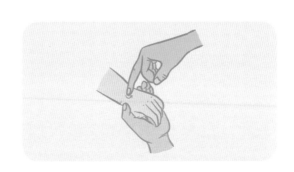

②摩腹（扫一扫二维码看动画）。

位置：腹部。

手法：掌或四指摩称摩腹，一般采用顺时针的方式，使大便沿升结肠、横结肠、降结肠的方向运动，坚持操作会有意想不到的结果，成人也是如此。稍大点的孩子可以采用揉腹的方式，即有一定渗透力的手法。做 1 ～ 2 分钟。

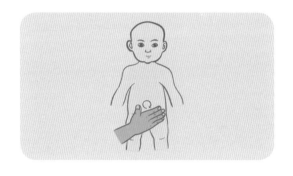

③揉脐（扫一扫二维码看动画）。

位置：脐中央。

手法：此为小儿推拿复式操作法之一。患儿仰卧位，施术者用大拇指或示指、中指指端按揉孩子的肚脐（神阙穴）。顺时针按揉 1 ～ 2 分钟。

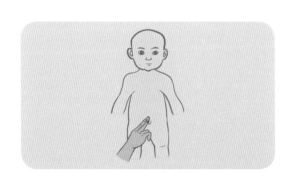

④按揉足三里 2 分钟（扫一扫二维码看动画）。

位置： 在小腿外侧，距胫骨前缘一横指，犊鼻穴下 3 寸。

手法： 将左右手分别放于两侧的足三里穴位上按摩，也可以单侧按摩。也可以用拇指稍微屈曲直接按压在足三里穴位上，其余四指握拳或张开，起支撑作用，以协同用力，力度以能够忍受为度，按揉结合，让刺激到达肌肉组织的深层，至局部皮肤有热感为度。用拇指按揉该穴 2 分钟（每侧各 1 分钟）。

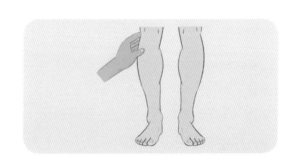

⑤揉外劳宫 500 次（扫一扫二维码看动画）。

位置： 在手背侧，第 2、3 掌骨间，掌指关节后约 0.5 寸处。

手法： 用拇指或中指端揉外劳宫。

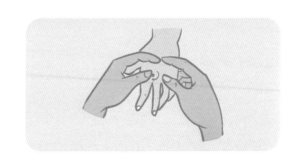

⑥拿肚角（扫一扫二维码看动画）。

位置： 脐下 2 寸（石门），旁开 2 寸的大筋。

手法： 用拇、示、中三指做拿法拿捏两侧肚角，称拿肚角，一松一紧地提拿。做 5 ～ 10 次。

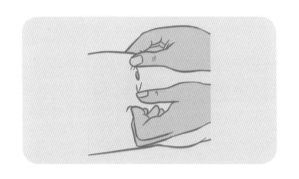

⑦分腹阴阳（扫一扫二维码看动画）。

位置： 腹部，肋弓角边缘或自中脘至脐。

手法： 两手沿肋弓角边缘或自中脘至脐，向两旁分推，称分推腹阴阳。向两旁分推 100 ～ 200 次。做 1 ～ 2 分钟。

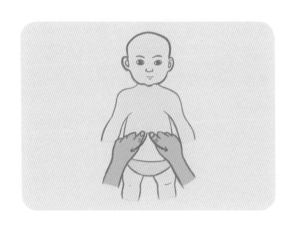

（2）若腹泻的同时伴有恶心欲吐感，则在原本手法基础上，增加以下手法。

①推前臂（推三关）（扫一扫二维码看动画）。

位置：前臂桡侧，阳池至曲池成一直线。

手法：用拇指桡侧面或示、中指面自腕推向肘，称推三关。做 100 ～ 300 次。

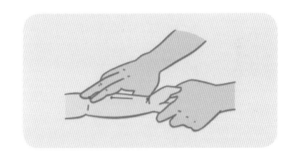

②掐右端正（扫一扫二维码看动画）。

位置：中指甲根尺侧赤白肉际处，称右端正。

手法：用拇指甲掐或拇指螺纹面揉，称掐、揉右端正。

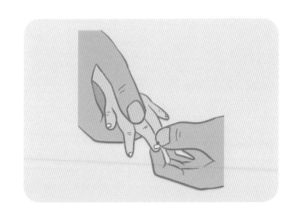

③摩中脘（扫一扫二维码看动画）。

位置： 前正中线上，脐上4寸，或肚脐与胸剑联合连线的中点处。

手法： 用掌心或四指摩中脘。

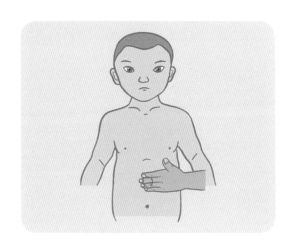

第七章

还在为孩子呕吐烦恼吗

　　有声有物谓之呕，有物无声谓之吐，有声无物谓之哕。因呕与吐常同时出现，故多称呕吐。儿童呕吐是一种常见的消化系统疾病，呕吐不仅和饮食失宜有关，亦可能因其他疾病而引起。该病发病无年龄及季节限制，但临床以婴幼儿多见，好发于夏秋季节。呕吐可见于西医学多种疾病过程中，如消化功能紊乱、急慢性胃肠炎、胰腺炎、肠梗阻、先天性肥厚性幽门狭窄及肠套叠等。儿童呕吐如果未及时得到治疗，极易引起脱水、电解质平衡紊乱、营养不良等情况，严重时可出现呼吸暂停、发绀、窒息等症状，需要引起家长的重视。但单纯性呕吐，只是为了把吃进去的过多生冷食物或腐败、有毒食物吐出来，也是机体的一种自我保护机制。孩子出现呕吐症状时不要惊慌，要注意观察病情，进行正确护理。

　　那么，如何判断儿童呕吐是患病了还是机体的自我保护呢？对于病理性呕吐，如何进行辨证治疗呢？让我们通过下面的漫画故事来对儿童呕吐进行初步了解吧。

一、呕吐故事

食物翻"滚"

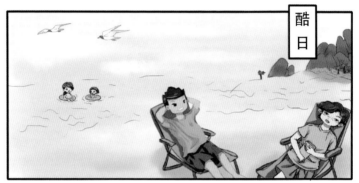

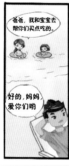

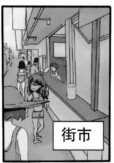

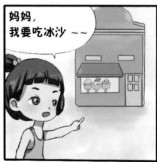

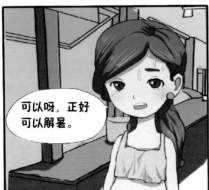

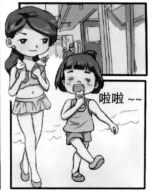

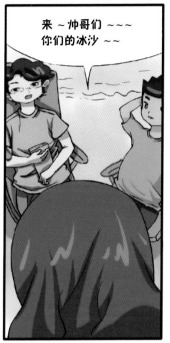

来～帅哥们～～～
你们的冰沙～～

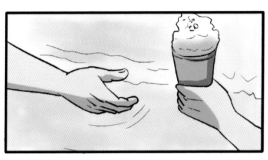

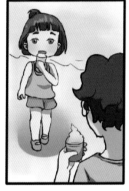

宝宝，
冰沙好喝吗？

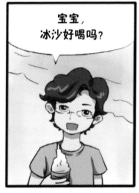

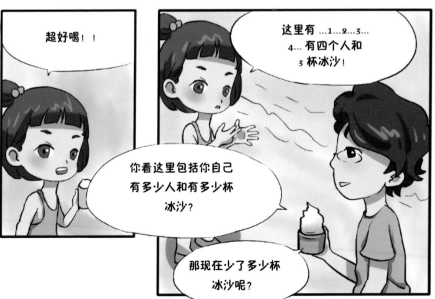

超好喝！！

这里有…1…2…3…
4…有四个人和
3杯冰沙！

你看这里包括你自己
有多少人和有多少杯
冰沙？

那现在少了多少杯
冰沙呢？

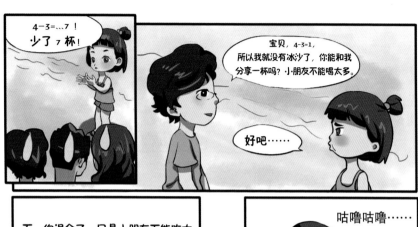

不，你误会了，只是小朋友不能吃太多冰冷的东西，她们都是稚阳稚阴，很容易受邪而致病，所以不能吃太多冰冷的东西，不然就会产生很多问题。

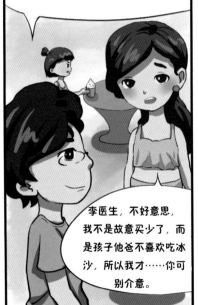

李医生，不好意思，我不是故意买少了，而是孩子他爸不喜欢吃冰沙，所以我才……你可别介意。

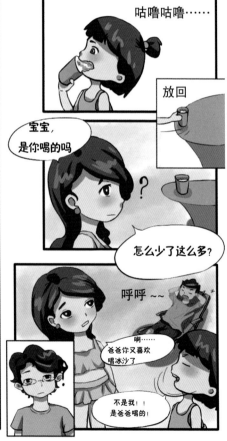

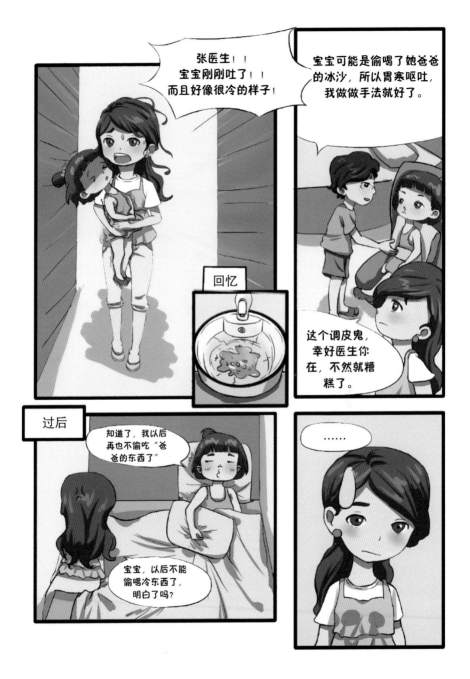

二、呕吐"家族"大揭秘

（一）实证

1.寒邪犯胃

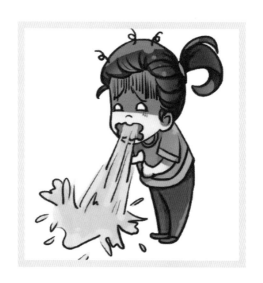

（1）**病因病机**：外感风寒之邪侵犯胃腑，胃失和降，水谷随逆气上出，故见呕吐。

（2）**症状表现**：起病急，突发呕吐，吐物清冷，胃脘不适或疼痛，伴发热恶寒，鼻塞流涕，全身不适，舌淡红，苔白，脉浮紧，指纹红。

2. 饮食停滞

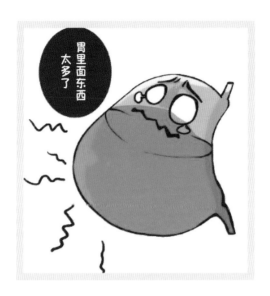

（1）**病因病机**：乳食不节，可致食滞不化，物盛满而上溢；或饮食不洁，致清浊混杂，胃失通降，上逆为呕吐。

（2）**症状表现**：呕吐酸臭乳块或不消化食物，不思乳食，口气臭秽，脘腹胀满，吐后觉舒，大便秘结或泻下酸臭，舌质红，苔厚腻，脉滑数有力，指纹紫滞。

3.肝气犯胃

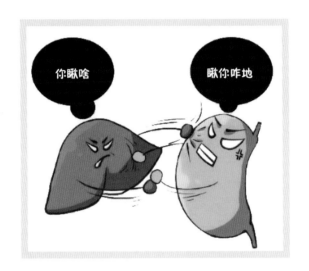

（1）**病因病机**：肝气犯胃，又名肝胃不和、肝胃气滞，是肝失疏泄，横逆犯胃，胃失和降所导致的证候。多因情志怫郁，肝气不舒，横逆犯胃，气机上逆而呕吐酸苦，或嗳气频频。

（2）**症状表现**：呕吐酸苦，或嗳气频频，每因情志刺激加重，胸胁胀痛，精神郁闷，易怒易哭，舌边红，苔薄腻，脉弦，指纹紫。

4. 胃热气逆

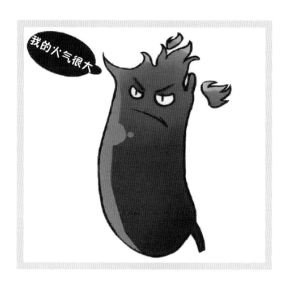

（1）**病因病机**：乳食不消蕴而化热，热积胃中，胃热气逆而食入即吐，呕吐频繁，呕秽声宏；胃中未消化之食物夹腐浊之气上逆，则吐物酸臭；热病后期热盛伤津，则口渴多饮，面赤唇红；热扰心神则烦躁少寐，气郁化火伤阴，致胃失和降。

（2）**症状表现**：食入即吐，呕吐频繁，呕秽声宏，吐物酸臭，口渴多饮，面赤唇红，烦躁少寐，舌红苔黄，脉滑数，指纹紫滞。

（二）虚证

脾胃虚寒

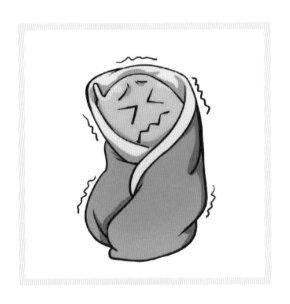

（1）病因病机：患儿通常病程较长，素体脾胃素虚，或贪食生冷，寒凝中脘，胃失和降则呕吐，脾阳不振，通降无力，则食后良久方吐。虽有急缓、虚实之不同，总因"寒气客于肠胃，厥逆上出，故痛而呕也"。

（2）症状表现：食后良久方吐，或朝食暮吐，暮食朝吐，吐物多为清稀痰水或不消化乳食残渣，伴面色苍白，精神疲倦，四肢欠温，食少不化，腹痛便溏，舌淡苔白，脉迟缓无力，指纹淡。

三、推拿手法：图"说"止呕秘诀

1.基础手法

①顺运内八卦（扫一扫二维码看动画）。

位置： 手掌面，以圆心至中指根横纹内 2/3 和外 1/3 交界点为半径画一圆，八卦穴即在此圆上。从小鱼际起按顺时针排列依次为乾、坎、艮、震、巽、离、坤、兑。

手法： 用拇指端运，称运内八卦。按乾、坎、艮、震依次推运一周，称顺运内八卦。使用按摩油等按摩介质，用拇指或示指、中指指尖在孩子的手掌上，沿着大小鱼际做顺运内八卦。做 100 ～ 300 次。

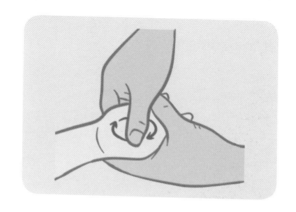

②横纹推向板门 100 次（扫一扫二维码看动画）。

位置： 板门为手掌大鱼际平面，重按有酸麻感，为胃全息反应点。这里的横纹则指的是腕横纹。

手法： 用推法自腕横纹推向指根，称横纹推向板门。

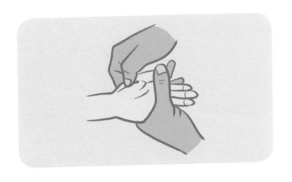

③清大肠（扫一扫二维码看动画）。

位置： 示指桡侧缘，自示指尖至虎口成一直线。

手法： 自虎口向示指指尖方向直推为清大肠。用一只手托住孩子的手掌，暴露桡侧缘，然后用另一只手的拇指螺纹面从孩子手掌虎口推向示指指尖。做 100 ～ 300 次。

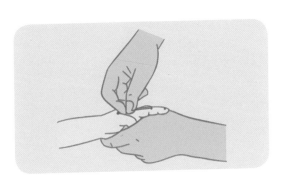

④揉内关（扫一扫二维码看动画）。

位置： 腕横纹上 2 寸，掌长肌腱与桡侧腕屈肌腱之间。

手法： 以拇指点揉内关 100～300 次。

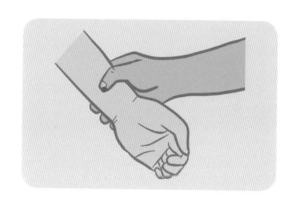

⑤推膻中 200 次（扫一扫二维码看动画）。

位置： 前正中线上，平第 4 肋间隙，或两乳头连线与前正中线的交点处。

手法： 操作时，术者用示指、中指自胸骨切迹向下推至剑突。

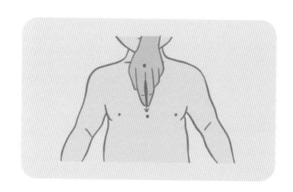

⑥摩中脘 200 次（扫一扫二维码看动画）。

位置： 前正中线上，脐上 4 寸，或肚脐与胸剑联合连线的中点处。

手法： 用掌心或四指摩中脘。

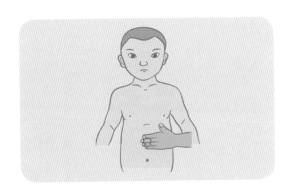

⑦摩腹 100 次（扫一扫二维码看动画）。

位置： 腹部。

手法： 掌或四指摩称摩腹，一般采用顺时针的方式，使大便沿升结肠、横结肠、降结肠的方向运动。施术者右手掌面紧贴小儿腹部进行按摩（建议可先给孩子热敷一下腹部再做摩腹）。

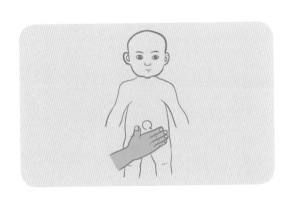

⑧下推天柱骨（扫一扫二维码看动画）。

位置： 颈后发际正中至大椎穴成一直线。

手法： 用拇指或示、中指自上向下直推，称推天柱骨。力度以令局部潮红为宜。

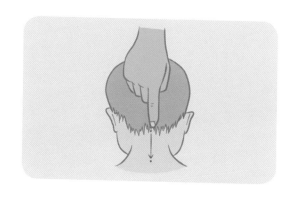

⑨揉胃俞2分钟（扫一扫二维码看动画）。

位置： 在背部，第12胸椎棘突下旁开1.5寸，左右各1穴。

手法： 用拇指指腹先以顺时针方向揉右侧胃俞穴，再以逆时针方向揉左侧胃俞穴（每侧各1分钟）。

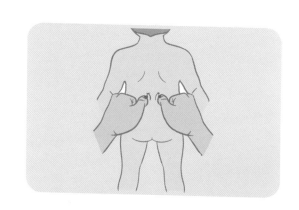

2.随证增加手法

（1）若呕吐的同时伴有烦躁不安，身热口渴，唇舌红而干，苔黄腻，大便黏滞臭秽或秘结，小便色黄量少等，则在基础手法上增加以下手法。

①清胃经（扫一扫二维码看动画）。

位置：拇指掌面近掌端第 1 节（或大鱼际桡侧赤白肉际处）。

手法：自掌根向拇指根方向直推为清，称清胃经。右手示指侧峰着力于小儿左侧胃经，自腕横纹推到拇指根部。做 100 ～ 300 次。

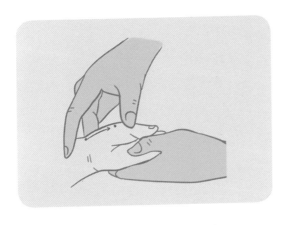

②清脾经（扫一扫二维码看动画）。

位置：拇指末节螺纹面，另有说拇指桡侧缘一线。

手法：由指根向指端方向直推为清，称清脾经。做 100 ～ 300 次。

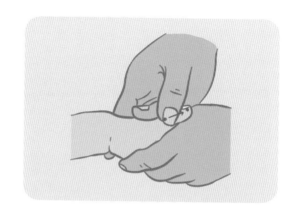

③清小肠（扫一扫二维码看动画）。

位置：小指尺侧边缘，自指尖到指根成一直线。

手法：自指根直推向指尖为清，称清小肠。用一只手托住孩子的手掌，暴露小指尺侧缘，然后用另一只手的拇指或者示指从孩子小指指根推向小指指尖。做 100 ～ 300 次。

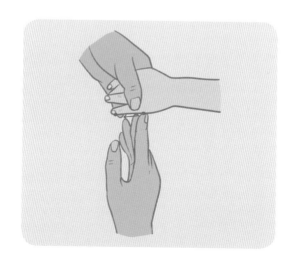

④清天河水（扫一扫二维码看动画）。

位置： 前臂正中，总筋至曲泽成一直线。

手法： 用示、中二指面自腕推向肘，称清（推）天河水。推的方向一定是从腕到肘，不可反向操作！做 100 ～ 300 次。

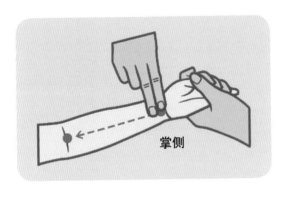

⑤推六腑 30 次（扫一扫二维码看动画）。

位置： 前臂尺侧，阴池至肘成一直线。

手法： 用拇指面或示、中指面自肘推向腕，称退（推）六腑。

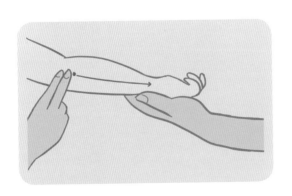

⑥推下七节骨（扫一扫二维码看动画）。

位置： 第 4 腰椎至尾椎骨端（长强）成一直线。

手法： 用拇指桡侧面或示、中二指面自上向下做直推，称为推下七节骨。做 30 ～ 50 次。

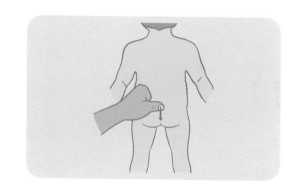

（2）若呕吐的同时伴口气发臭，呕吐物酸腐且为未消化的食物残渣，肚子胀痛，大便量多酸臭，大便溏薄或秘结，则在原有手法基础上增加以下手法。

①揉板门 100 次（扫一扫二维码看动画）。

位置： 手掌大鱼际平面。

手法： 指端揉之，称揉板门或运板门。

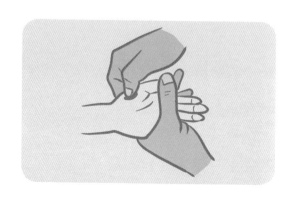

②点揉足三里（扫一扫二维码看动画）。

位置： 在小腿外侧，距胫骨前缘一横指，犊鼻穴下 3 寸。

手法： 将左右手分别放于两侧的足三里穴位上按摩。做 30 ～ 50 次。

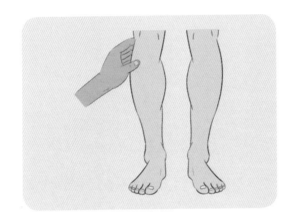

第八章
告别便秘，告别苦瓜脸

　　便秘是指大便秘结不通，排便次数减少或间隔时间延长，或便意频而大便艰涩、排出困难的病证。可单独存在，也可继发于其他疾病的过程中。便秘为小儿常见的临床证候，可见于任何年龄，一年四季均可发病。便秘可由多种因素如饮食失宜、情志失调、先天禀赋不足等引起。根据个人体质等原因，便秘又可分为多种类型。本病经过合理治疗，一般预后良好，但容易造成肛裂，日久迁延不愈者，可引起脱肛、痔疮等疾病，需要引起家长的重视。

　　那么，如何判断孩子是否便秘了呢？如何根据孩子的病症判断便秘的类型并准确施治呢？如何在日常生活中排除引起便秘的因素呢？如何通过小儿推拿的方式帮助孩子预防便秘呢？让我们通过一则有趣的家庭故事来对便秘进行初步的了解吧。

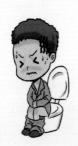

一、便秘故事

痛苦的便秘，轻松地解决

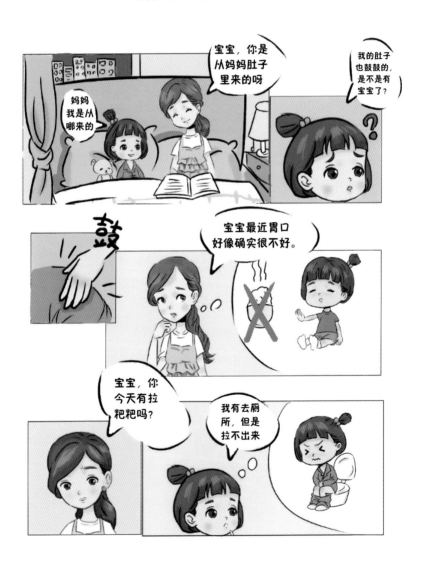

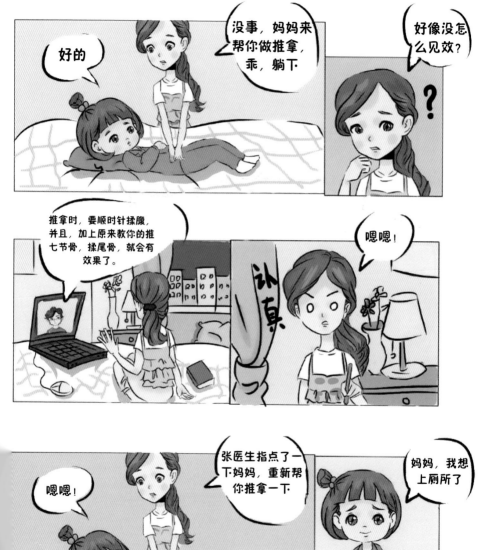

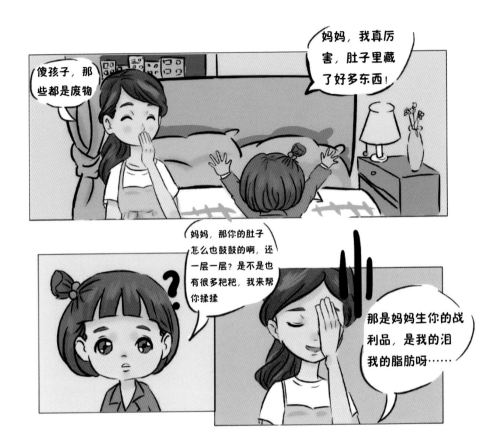

二、导致便秘的"幕后黑手"

1.肠胃积热

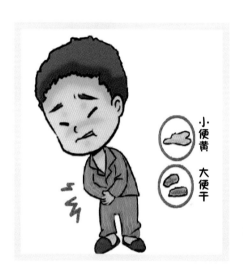

　　（1）**病因病机**：或因热病伤阴，或素喜辛辣炙煿之品，肠道失润，燥热内结，故大便干结，甚至秘结不通，排便困难。

　　（2）**症状表现**：大便干结，排便困难，甚则便秘不通，面赤身热，腹胀或痛，小便短赤，或口干口臭，或口舌生疮，舌质红，苔黄燥，脉滑实，指纹紫滞。

2.气机郁滞

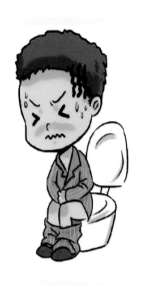

（1）**病因病机**：因情志不舒，或因久坐少动，气机郁滞，则胸胁痞满，腹胀疼痛，嗳气频作；肝脾气滞，传导失职，则大便秘结，欲便不得。

（2）**症状表现**：大便秘结，欲便不得，甚或胸胁痞满，腹胀疼痛，嗳气频作，舌质红，苔薄白，脉弦，指纹滞。

3. 阴寒积滞

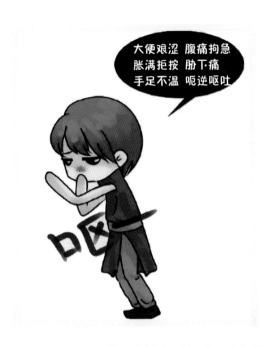

（1）**病因病机**：寒邪积滞，寒性收引凝滞而致便秘。

（2）**症状表现**：大便艰涩，腹痛拘急，胀满拒按，胁下痛，手足不温，呃逆呕吐，舌苔白腻，脉弦紧。

4.气虚便秘

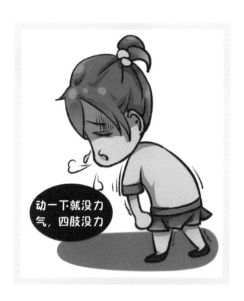

（1）**病因病机**：因气虚大肠传导无力，则时有便意，大便不干，努挣难下，排便时汗出气怯。

（2）**症状表现**：时有便意，大便不干燥，仍努挣难下，排便时汗出气短，便后神疲乏力，面色少华，舌淡苔薄，脉虚弱，指纹淡红。

5.血虚便秘

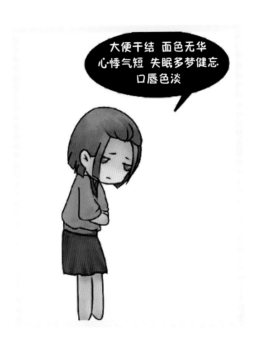

（1）**病因病机**：血虚失养，肠道失润，大肠排糟粕功能异常，则大便干结，艰涩难下。

（2）**症状表现**：大便干结，艰涩难下，面白无华，唇甲色淡，心悸目眩，舌质淡嫩，苔薄白，脉细弱，指纹淡。

6.阴虚便秘

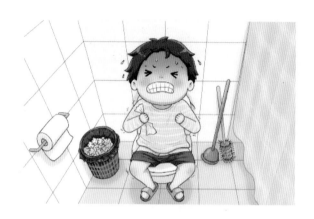

（1）**病因病机**：阴虚则津液亏损，大便干硬难以排出。

（2）**症状表现**：大便干结，如羊屎状，形体消瘦，头晕耳鸣，两颧红赤，心烦少眠，潮热盗汗，腰膝酸软，舌红少苔，脉细数。

7.阳虚便秘

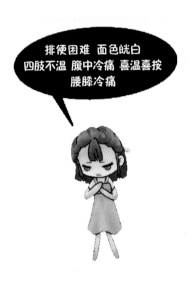

（1）**病因病机**：小儿肾阳不足，阳虚容易生寒，又肾司二便，寒气凝滞而致大便难下。

（2）**症状表现**：大便干或不干，排出困难，小便清长，面色㿠白，四肢不温，腹中冷痛，得热则减，腰膝冷痛，舌淡苔白，脉沉迟。

三、推拿手法：手也能"推"掉便秘

基本手法

（1）实证便秘

孩子便秘，实证多由乳食积滞、燥热内结和气机郁滞所致，一般病程短，粪质多干燥坚硬，腹胀拒按。便秘治疗以润肠通便为基本法则，实证用消食导滞、清热润肠等治法。基础手法如下：

①清大肠（扫一扫二维码看动画）。

位置：示指桡侧缘，自示指尖至虎口成一直线。

手法：自虎口向示指指尖方向直推为清大肠。清大肠可清利肠腑，除湿热，导积滞，多用于湿热、积食滞留肠道、身热腹痛、痢下赤白、大便秘结等症。做 100 ～ 300 次。

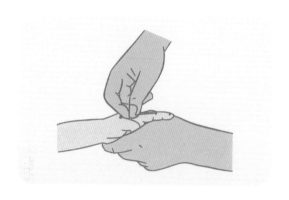

②退六腑（扫一扫二维码看动画）。

位置： 前臂尺侧，阴池至肘成一直线。

手法： 用拇指面或示、中指面自肘推向腕，称退（推）六腑。本穴可清热、凉血、解毒，能通腑退热，滑肠泻下，用于阳明腑实之痞满燥实。做 100 ～ 500 次。

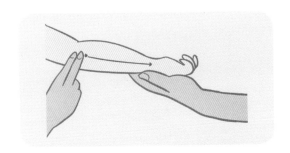

③清肾经 100 次（扫一扫二维码看动画）。

位置： 小指末节螺纹面。

手法： 自指尖向指根方向直推为清，称清肾经。清肾经可清利下焦湿热，常用于膀胱蕴热，小便赤涩等。

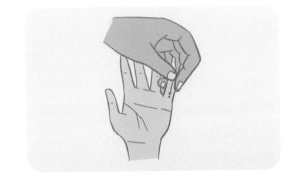

④摩腹（扫一扫二维码看动画）。

位置： 腹部。

手法： 掌或四指摩称摩腹，一般采用顺时针的方式，使大便沿升结肠、横结肠、降结肠的方向运动。此法有健脾和胃、理气消食的功效，能促进肠蠕动，对于小儿腹泻、呕吐、恶心、便秘、腹胀、厌食等消化功能紊乱效果较好。

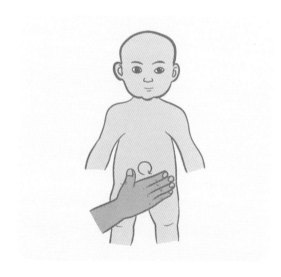

⑤推下七节骨（扫一扫二维码看动画）。

位置： 第4腰椎至尾椎骨端（长强）成一直线。

手法： 用拇指桡侧面或示、中二指面自上向下做直推，称为推下七节骨。操作时以擦至皮肤发红为度。此法具有升降脾胃、调理二便之功效。推下七节骨能泻热通便，多用于肠热便秘或痢疾等症。

若腹泻属虚寒者，不可用本法，恐防发生滑泻。

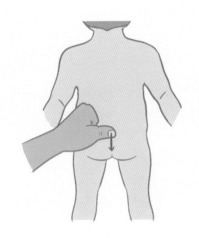

（2）虚证便秘

虚证多因气血不足，肠失濡润，传导乏力，一般病程较长，病情顽固，大便虽不甚干硬，但多欲便不出或便出艰难，腹胀喜按。因气虚所致者，神疲气短，面白多汗；由血虚引起者，面色无华，唇甲色淡。便秘治疗以润肠通便为基本法则，虚证用理气通便、益气养血等治法。基础手法如下：

①按揉膊阳池（扫一扫二维码看动画）。

位置：在手背一窝风后 3 寸处。这个穴位在手背面腕中点向后 3 寸（孩子四个手指并拢的宽度，代表他的 3 寸）。

手法：拇指甲掐或指端揉之，称掐膊阳池或揉膊阳池。此法可止头痛，通大便，利小便，特别对大便秘结者，多揉之有显效。做 50 ~ 100 次。

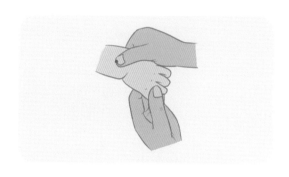

②揉天枢（扫一扫二维码看动画）。

位置： 脐中旁开 2 寸。简便取穴法为肚脐旁开
三横指（孩子的手指）。

手法： 两手手指按揉左右两侧的天枢穴。轻轻
地按揉 100 ~ 150 次。

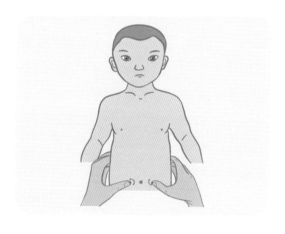

③补脾经 300 次（扫一扫二维码看动画）。

位置： 拇指末节螺纹面。

手法： 循拇指桡侧缘向指根方向直推为补，称补脾经。补脾经可健脾胃，补气血，常用于脾胃虚弱、气血不足而引起的食欲不振、肌肉消瘦、消化不良等症。

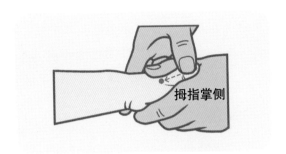

拇指掌侧

④推三关（扫一扫二维码看动画）。

位置：前臂桡侧，阳池至曲池成一直线。

手法：用拇指桡侧面或示、中指面自腕推向肘，称推三关。做 100 ~ 500 次。此法可补气行气，温阳散寒，发汗解表。本穴性温热，主治一切虚寒病症，非虚寒病症者慎用。临床上治疗气血虚弱、命门火衰、下元虚冷、阳气不足引起的四肢厥冷、面色无华、食欲不振、疳积、吐泻等症。

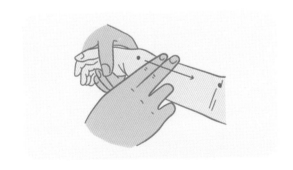

⑤捏脊 30 次（扫一扫二维码看动画）。

位置： 大椎至长强成一直线。

手法： 拇指在后，示、中指在前，三指同时用力拿捏皮肤，双手交替捏动，缓缓前移。用捏法自下而上称为捏脊。此法可调阴阳、理气血、和脏腑、通经络、培元气、清热。凡脾胃虚弱之证，均可用之。

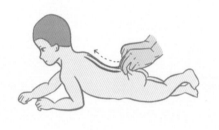

⑥揉龟尾 100 次（扫一扫二维码看动画）。

位置： 尾椎骨端。

手法： 拇指端或中指端揉，称揉龟尾。此法可调理大肠，能止泻，也能通便，有双向调节的作用。

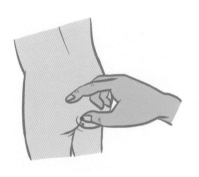

⑦清大肠 300 次（扫一扫二维码看动画）。

位置： 示指桡侧缘，自示指尖至虎口成一直线。

手法： 自虎口向示指指尖方向直推为清大肠。清大肠可清利肠腑，除湿热，导积滞，多用于湿热、积食滞留肠道、身热腹痛、痢下赤白、大便秘结等症。

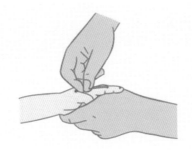

⑧补肾经 300 次（扫一扫二维码看动画）。

位置： 小指末节螺纹面。

手法： 自小指指根向指尖方向直推为补，称补肾经。

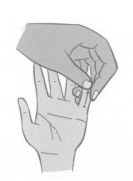

第九章
肚子痛也可以轻松解决

　　腹痛指胃脘以下、脐之两旁及耻骨以上部位的疼痛。腹痛为小儿常见的临床证候，见于任何年龄与季节。许多疾病均可引起腹痛，因婴幼儿不能诉说或表述不清，这让很多家长都感到很困扰。故婴儿腹痛常表现为啼哭，因此必须详细检查，以免贻误病情。在众多家长看来，儿童腹痛的主要原因是饮食不当或者消化不良。其实，引起小儿腹痛的原因并不止这些，还与腹部中寒、胃肠热结、脾胃虚寒、瘀血内阻等有关。腹痛的病位主要在脾、胃、大肠，但亦与肝有关。腹痛又根据病因病机的不同分为不同类型，不同类型的腹痛会在病症表现上有明显的差异。若腹痛长时间发作而未得到有效治疗，容易导致小儿再发性腹痛，使得病情加重，因此应得到家长的重视。

　　如何判断儿童的腹痛类型并予以治疗呢？如何辨别儿童腹痛是可缓解性腹痛还是器质性病变呢？如何通过小儿推拿改善儿童的脏腑功能，预防腹痛呢？让我们通过一则儿童腹痛相关的家庭漫画故事来进行初步了解吧。

一、腹痛故事

小腹痛，大学问

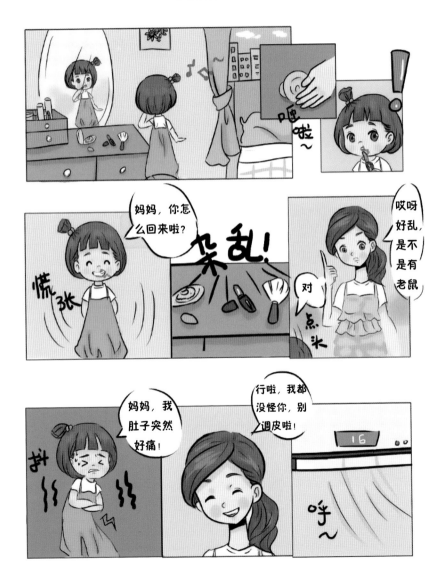

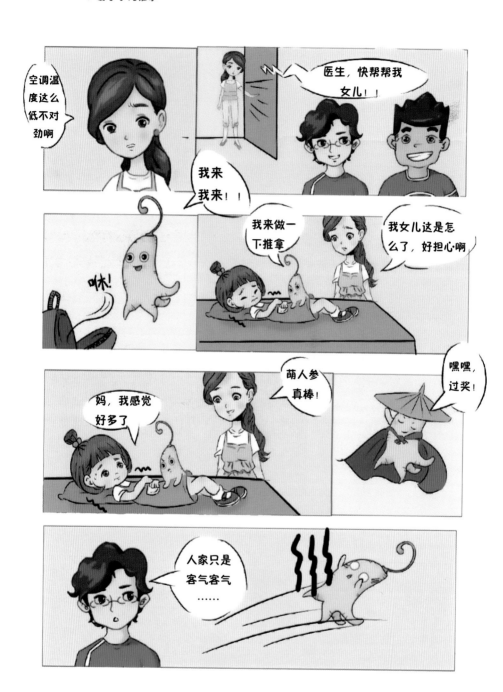

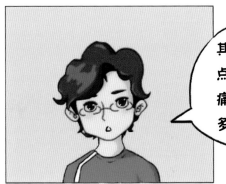

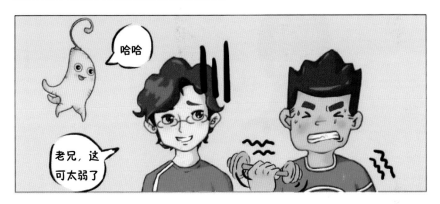

二、不同类型的腹痛

1.腹部中寒

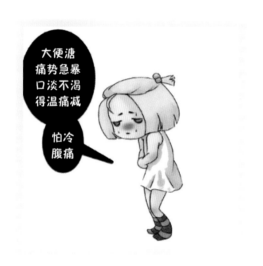

（1）**病因病机**：有外感寒邪或饮食生冷病史。寒为阴邪，主收引，故其腹痛为得温则缓，遇冷痛甚。脾阳不振，升降失常，阳气不达四末，则见呕吐、泄泻。患儿以往常有类似发作病史。

（2）**症状表现**：腹部疼痛，拘急疼痛，得温则舒，遇寒痛甚，痛处喜暖，面色苍白，痛甚者额冷汗出，唇色紫暗，肢冷不温，或兼吐泻，小便清长，舌淡，苔白滑，脉沉弦紧，指纹红。

2. 热结腹痛

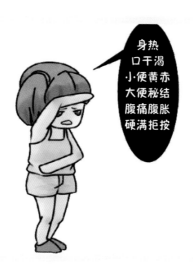

身热
口干渴
小便黄赤
大便秘结
腹痛腹胀
硬满拒按

（1）**病因病机**：多见于素体热盛，或恣食厚味辛辣肥甘之儿。外受暑季湿热熏蒸，致肠道积热，实热内结则腹痛腹胀拒按；里热炽盛，灼伤津液，故烦躁口渴，手足心热；热结肠腑，津少肠燥，故大便秘结。

（2）**症状表现**：腹痛胀满，疼痛拒按，大便秘结，烦躁口渴，手足心热，口唇舌红，舌苔黄燥，脉滑数或沉实，指纹紫滞。

3.脾胃虚寒

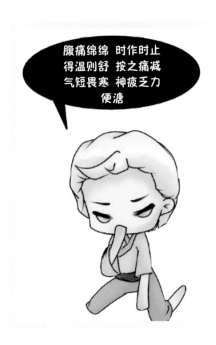

（1）**病因病机**：因脾胃虚弱，中阳不足，或因消导、攻伐太过，损伤阳气，失于温养，则面色㿠白，手足清冷，腹痛绵绵，时作时止。

（2）**症状表现**：腹痛绵绵，时作时止，痛处喜按，得温则舒，面色㿠白，精神倦怠，手足清冷，纳食减少，或食后作胀，大便稀溏，舌淡苔白，脉沉细，指纹淡红。

4.气滞血瘀

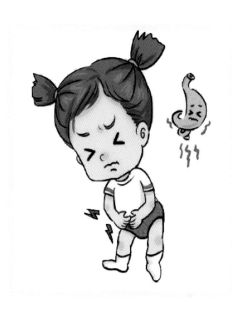

（1）**病因病机**：气血运行不畅，不通则痛，故腹痛经久不愈，痛有定处，痛如针刺；气滞血瘀，结为癥瘕，故腹部癥块拒按，肚腹硬胀，青筋显露；同时血瘀亦可导致气滞，进而出现痛而兼胀，胀无休止。

（2）**症状表现**：腹痛经久不愈，痛有定处，痛如针刺，或腹部癥块拒按，肚腹硬胀，青筋显露，舌紫暗或有瘀点，脉涩，指纹紫滞。

5.食积腹痛

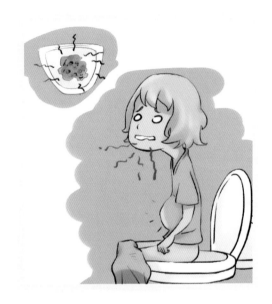

（1）病因病机：有伤乳伤食病史。食滞中焦，宿食腐化，则脘腹胀满，不思乳食，嗳腐吞酸。浊气壅滞，其气上逆，故呕吐酸馊。其气下泄，则矢气频作，腹痛泄泻。

（2）症状表现：脘腹胀满，按之痛甚，嗳腐吞酸，不思乳食，矢气频作或腹痛欲泻，泻后痛减，或有呕吐，吐物酸馊，矢气频作，大便秽臭，夜卧不安，时时啼哭，舌红，苔厚腻，脉沉滑，指纹紫滞。

三、推拿手法：手到痛"除"

1.基本手法

①运内八卦 500 次（**扫一扫二维码看动画**）。

位置：手掌面，以圆心至中指根横纹内 2/3 和外 1/3 交界点为半径画一圆，八卦穴即在此圆上。从小鱼际起按顺时针排列依次为乾、坎、艮、震、巽、离、坤、兑。

手法：用拇指端运，称运内八卦。按乾、坎、艮、震依次推运一周，称顺运内八卦。使用按摩油等按摩介质，用拇指或示指、中指指尖在孩子的手掌上，沿着大小鱼际做顺运内八卦。动作一定要轻。

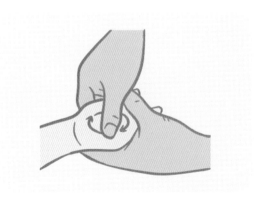

②揉一窝风 300 次（扫一扫二维码看动画）。

位置： 手背腕横纹正中凹陷处。

手法： 指端揉之，称揉一窝风。

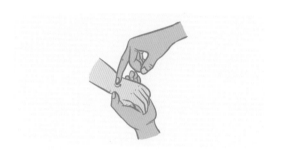

③摩腹（扫一扫二维码看动画）。

位置： 腹部。

手法： 掌或四指摩称摩腹，一般采用顺时针的方式，使大便沿升结肠、横结肠、降结肠的方向运动。做 1 ~ 2 分钟。稍大点的孩子可以采用揉腹的方式，即有一定渗透力的手法。

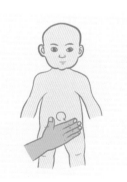

④揉脐（扫一扫二维码看动画）。

位置： 脐中央。

手法： 此为小儿推拿复式操作法之一。患儿仰卧位，施术者用大拇指或中指指端按揉孩子的肚脐（神阙穴）。顺时针按揉 1 ～ 2 分钟。

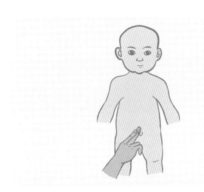

⑤按揉足三里 2 分钟（扫一扫二维码看动画）。

位置： 在小腿外侧，距胫骨前缘一横指，犊鼻穴下 3 寸。

手法： 将左右手分别放于两侧的足三里穴位上按摩（每侧各做 1 分钟）。

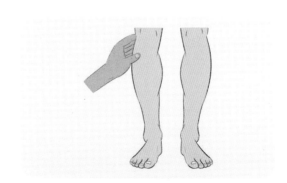

2.随证增加手法

（1）因受寒引起腹痛，并有手脚发凉、腹痛喜暖喜按的特点，可加揉外劳宫、摩中脘、拿肚角，手法如下。

①揉外劳宫 500 次（扫一扫二维码看动画）。

位置：在手背侧，第 2、3 掌骨间，掌指关节后约 0.5 寸处。

手法：用拇指或中指端揉外劳宫。

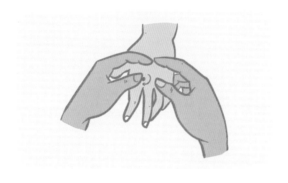

②摩中脘 300 次（扫一扫二维码看动画）。

位置：前正中线上，脐上 4 寸，或肚脐与胸剑联合连线的中点处。

手法：用掌心或四指摩中脘。

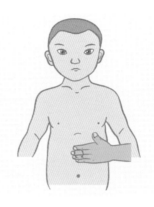

③拿肚角（扫一扫二维码看动画）。

位置：脐下 2 寸（石门），旁开 2 寸的大筋。

手法：用拇、示、中三指做拿法拿捏两侧肚角，称拿肚角。一松一紧地提拿。做 5 ～ 10 次。

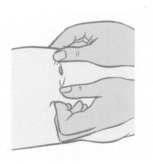

（2）因伤食引起，并有呕吐或大便酸臭的，可加清胃经、摩中脘、分腹阴阳、搓摩胁肋，手法如下。

①清胃经 400 次（扫一扫二维码看动画）。

位置：拇指掌面近掌端第 1 节（或大鱼际桡侧

赤白肉际处）。

手法：自掌根向拇指根方向直推为清，称清
胃经。

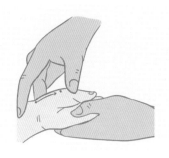

②摩中脘 2 分钟（扫一扫二维码看动画）。

位置：前正中线上，脐上 4 寸，或肚脐与胸剑
联合连线的中点处。

手法：用掌心或四指摩中脘。

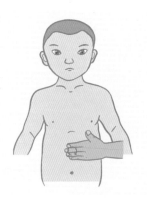

③分腹阴阳（扫一扫二维码看动画）。

位置：腹部，肋弓角边缘或自中脘至脐。

手法：两手沿肋弓角边缘或自中脘至脐，向两旁分推，称分推腹阴阳。做 1 ～ 2 分钟。

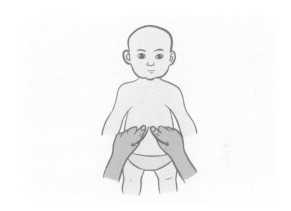

①搓摩胁肋（扫一扫二维码看动画）。

位置：从腋下两胁至天枢处。

手法：以两手掌从两胁腋下搓摩至天枢处，称搓摩胁肋，又称按弦走搓摩。做 5 ～ 10 次。

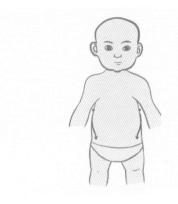

（3）若由蛔虫引发的腹痛往往突然发作、突然停止，喜食异物，大便镜检可发现蛔虫卵，可加拿肚角、揉肝俞、揉胆俞、揉阳陵泉，手法如下。

①拿肚角（扫一扫二维码看动画）。

位置： 脐下 2 寸（石门），旁开 2 寸的大筋。

手法： 用拇、示、中三指做拿法拿捏两侧肚角，称拿肚角，一松一紧地提拿。做 5 ～ 10 次。

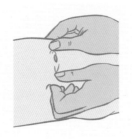

②揉肝俞穴（扫一扫二维码看动画）。

位置： 在背部，第 9 胸椎棘突下旁开 1.5 寸，左右各一穴。

手法： 用双手大拇指着力按揉该穴位，至有酸胀感为度。做 1 ～ 3 分钟。

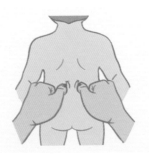

③揉阳陵泉（扫一扫二维码看动画）。

位置：屈膝，膝关节外侧向下，腓骨小头前下方凹陷中。

手法：用左手拇指着力于小儿一侧阳陵泉，按揉 1 ～ 3 分钟，至有酸胀感为度。再以同样的方式按揉另一侧 1 ～ 3 分钟。

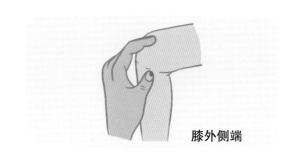

膝外侧端

（4）若仅在饭前或者饭后腹痛，且疼痛较轻，大便多不成形，并夹有许多不消化的食物残渣，可加推补脾经、补肾经、揉外劳宫、揉足三里，手法如下。

①补脾经 500 次（扫一扫二维码看动画）。

位置：拇指末节螺纹面。

手法：循拇指桡侧缘向指根方向直推为补，称补脾经。

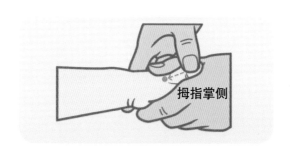

拇指掌侧

②补肾经 500 次（扫一扫二维码看动画）。

位置：小指末节螺纹面。

手法：自小指指根向指尖方向直推为补，称补肾经。

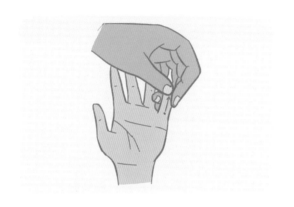

③揉外劳宫 500 次（扫一扫二维码看动画）。

位置：在手背侧，第 2、3 掌骨间，掌指关节后约 0.5 寸处。

手法：用拇指或中指端揉外劳宫。

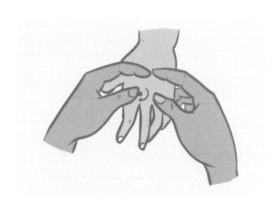

④按揉足三里 2 分钟（扫一扫二维码看动画）。

位置：在小腿外侧，距胫骨前缘一横指，犊鼻穴下 3 寸。

手法：将左右手分别放于两侧的足三里穴位上按摩（每侧各做 1 分钟）。

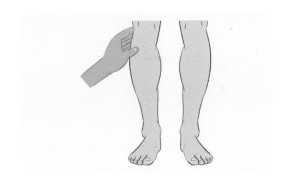

第十章

如何让孩子胃口大增

厌食是以较长时期厌恶进食、食量减少为特征的一种小儿常见病症。患儿除食欲不振外，一般无其他明显不适，预后良好。但长期不愈者，可使气血生化乏源，抗病能力低下，而易患他病，甚至影响生长发育，转为疳证，需要得到家长们的足够重视。

那么，引起儿童厌食的原因都有哪些呢？儿童厌食根据不同的病因，又可以分为哪些类型呢？如何根据病症表现来进行施治呢？让我们通过下面一则漫画来对儿童厌食进行初步了解吧。

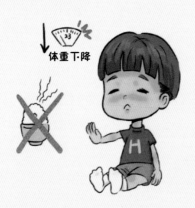

一、厌食故事

敲响厌食的"警钟"

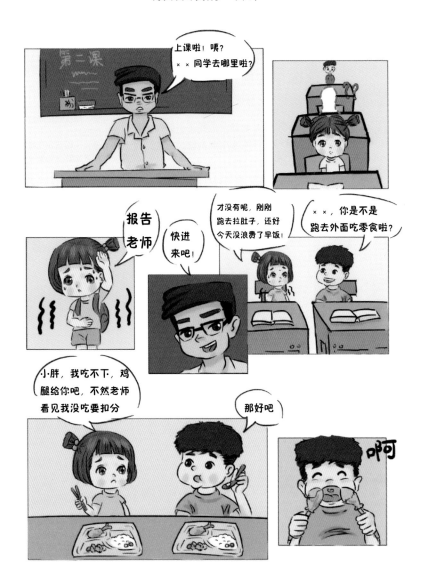

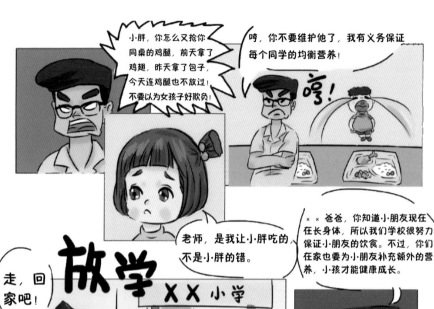
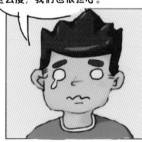
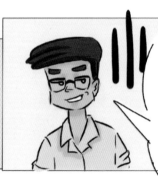

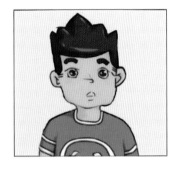

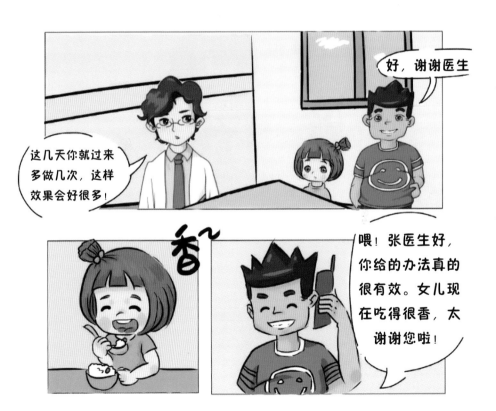

二、揭开厌食的"面纱"

1.脾运失健

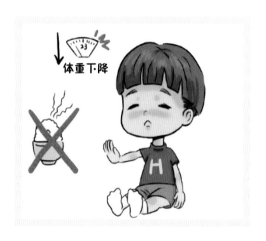

（1）病因病机：脾胃受纳、运化失健，故食欲不振，食量减少，胸脘痞闷，嗳气泛恶，大便不调，多食脾胃负担加重则脘腹饱胀。

（2）症状表现：食欲不振，厌恶进食，食而乏味，食量减少，或伴胸脘痞闷，嗳气泛恶，大便不调，偶尔多食后则脘腹饱胀，形体尚可，精神正常，舌淡红，苔薄白或薄腻，脉尚有力。

2.脾胃气虚

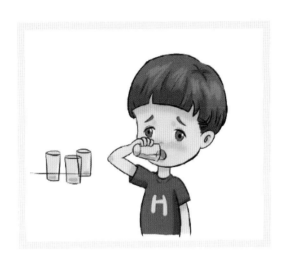

（1）**病因病机**：脾胃气虚，运化失职，故不思进食，食而不化；兼水湿不运，则大便偏稀夹不消化食物。脾主肌肉四肢，脾胃气虚则形体失养，日久可见面色少华、形体偏瘦、肢倦乏力。

（2）**症状表现**：不思进食，食而不化，大便偏稀夹不消化食物，面色少华，形体偏瘦，肢倦乏力，舌质淡，苔薄白，脉缓无力。

3.脾胃阴虚

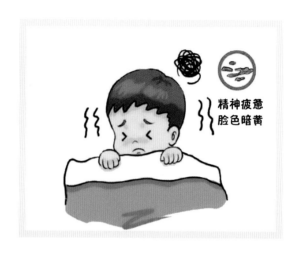

精神疲惫
脸色暗黄

（1）**病因病机**：素体阴虚或热病伤阴，使得脾胃阴液受损，纳化迟滞，胃火偏亢，故不思进食，食少饮多。

（2）**症状表现**：不思进食，食少饮多，皮肤失润，大便偏干，小便短黄，甚或烦躁少寐，手足心热，舌红少津，苔少或花剥，脉细数。

三、推拿手法：手"吞"山河

基本手法

①运内八卦（扫一扫二维码看动画）。

位置： 手掌面，以圆心至中指根横纹内 2/3 和外 1/3 交界点为半径画一圆，八卦穴即在此圆上。从小鱼际起按顺时针排列依次为乾、坎、艮、震、巽、离、坤、兑。

手法： 用拇指端运，称运内八卦。按乾、坎、艮、震依次推运一周，称顺运内八卦。使用按摩油等按摩介质，用拇指或示指、中指指尖在孩子的手掌上，沿着大小鱼际做顺运内八卦。运的感觉为接触皮肤但又不产生压力，像是悬空一样，想象八卦那种柔和感。做 100 ～ 300 次。

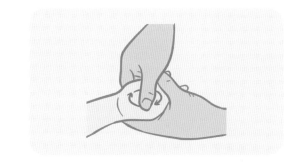

②揉板门 300 次（扫一扫二维码看动画）。

位置： 手掌大鱼际平面。

手法： 指端揉之，称揉板门或运板门。

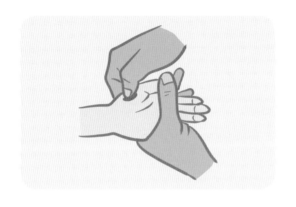

③推脾经 300 次（扫一扫二维码看动画）。

位置： 拇指末节螺纹面，另有说拇指桡侧缘一线。

手法： 将患儿拇指屈曲，循拇指桡侧缘向指根方向直推为补，称补脾经。由指根向指端方向直推为清，称清脾经。补脾经、清脾经，合称推脾经。

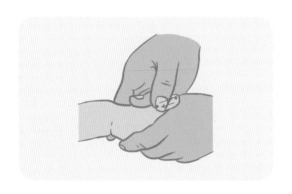

④清胃经 300 次（扫一扫二维码看动画）。

位置：拇指掌面近掌端第 1 节（或大鱼际桡侧赤白肉际处）。

手法：自掌根向拇指根方向直推为清，称清胃经。

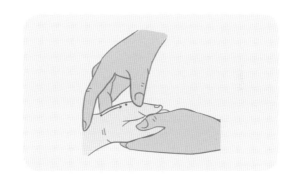

⑤清大肠（扫一扫二维码看动画）。

位置：示指桡侧缘，自示指尖至虎口成一直线。

手法：自虎口向示指指尖方向直推为清大肠。做 100 ～ 300 次。

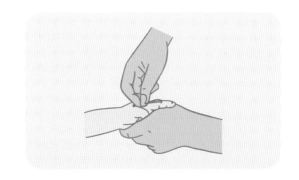

⑥推小横纹（扫一扫二维码看动画）。

位置：掌面示指、中指、无名指、小指掌指关节横纹处。

手法：用拇指桡侧从示指侧直推至小指侧，称推小横纹。推 1 ～ 2 分钟。

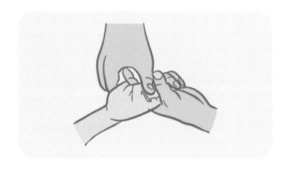

⑦掐四横纹（掐揉四缝穴）（扫一扫二维码看动画）。

位置：掌面示指、中指、无名指、小指第一指间关节横纹处。

手法：用拇指指甲逐一掐揉，称掐四横纹 (可掐一次揉三次)。做 1 ～ 2 分钟。

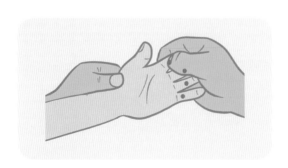

⑧摩中脘（扫一扫二维码看动画）。

位置：前正中线上，脐上4寸，或肚脐与胸剑联合连线的中点处。

手法：用掌心或四指摩中脘。做1～2分钟。

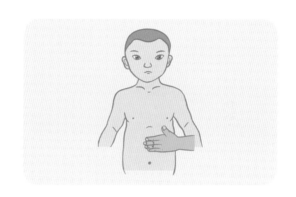

⑨摩腹（扫一扫二维码看动画）。

位置：腹部。

手法：掌或四指摩称摩腹，一般采用顺时针的方式，使大便沿升结肠、横结肠、降结肠的方向运动。稍大一点的孩子可以采用揉腹的方式，即有一定渗透力的手法。做1～2分钟。

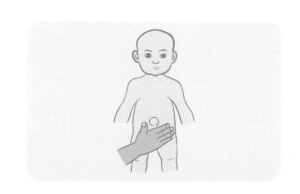

⑩按揉足三里2分钟（扫一扫二维码看动画）。

位置：在小腿外侧，距胫骨前缘一横指，犊鼻穴下3寸。

手法：将左右手分别放于两侧的足三里穴位上按摩（每侧各做1分钟）。

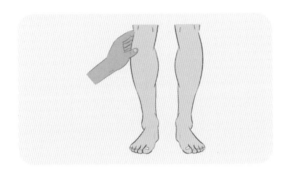

⑪捏脊（扫一扫二维码看动画）。

位置：大椎至长强成一直线。

手法：拇指在后，示、中指在前，三指同时用力拿捏皮肤，双手交替捏动，缓缓前移。用捏法自下而上称为捏脊。做3～5遍。

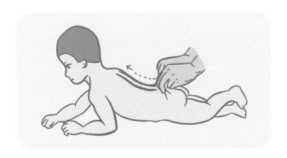

第十一章
学会这招，告别积食

　　积滞又叫积食，是小儿内伤乳食，停聚中焦，积而不化，气滞不行所形成的一种胃肠疾病，相当于西医学的功能性消化不良。小儿各年龄段均可发病，但以婴幼儿最为多见。禀赋不足，脾胃素虚，人工喂养及病后失调者更易患病。以不思乳食，食而不化，脘腹胀满或疼痛，嗳气酸腐或呕吐，大便酸臭溏薄或秘结为临床特征。积滞可单独出现，亦可兼夹出现于其他疾病如感冒、肺炎、泄泻等病程中。积滞一般预后良好，但一旦孩子积滞没有及时发现并治疗，就会引起多米诺骨牌效应，孩子可因积滞日久，迁延失治，进一步损伤脾胃，导致气血生化乏源，营养及生长发育障碍，转化为疳证，后果十分严重，需要得到家长们的足够重视。

　　是什么原因导致孩子出现积滞呢？积滞又可以分为哪些类型，又该如何对症施治呢？日常生活中，如何运用小儿推拿手法对小儿积滞进行预防呢？让我们通过下面的漫画来对积滞进行初步的了解。

一、积滞故事

吃多了也是"会呼吸的痛"

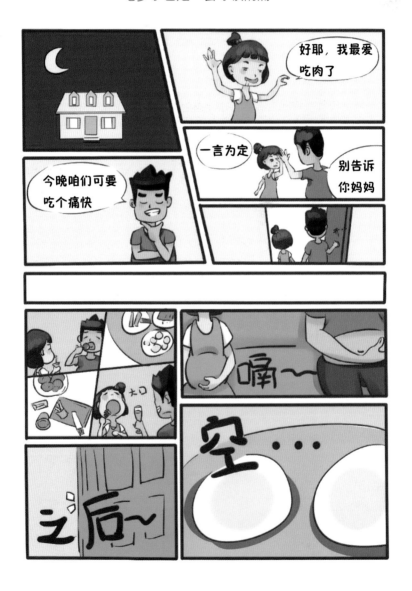

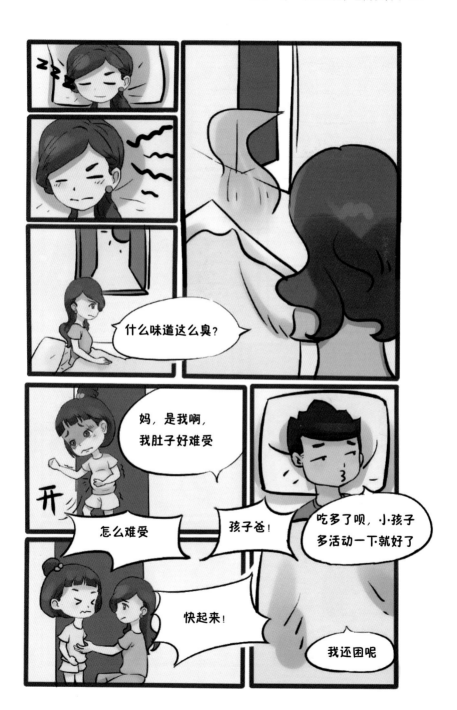

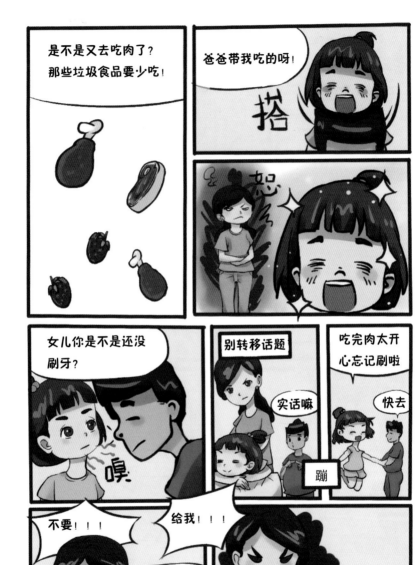

二、辨别积滞

1.乳食内积

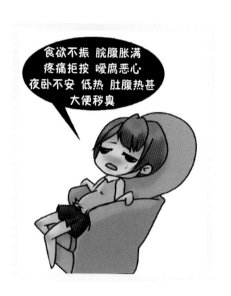

（1）**病因病机**：此证常兼见于感冒、泄泻等病证中。乳食内积，脾胃受损，受纳运化失职，故不思乳食，脘腹胀满，疼痛拒按，大便酸臭；升降失调，故嗳腐酸馊或呕吐食物、乳片。

（2）**症状表现**：不思乳食，嗳腐酸馊或呕吐食物、乳片，脘腹胀满，疼痛拒按，大便酸臭，哭闹不宁，夜眠不安，舌质淡红，苔白垢腻，脉象弦滑，指纹紫滞。

2.脾虚夹积

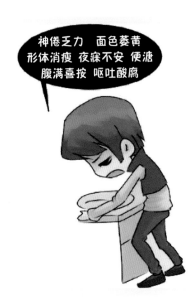

（1）**病因病机**：因虚致积，脾胃虚弱，气血不充，故面色萎黄，形体消瘦，神疲肢倦；脾失健运，乳食停积，故不思乳食，食则饱胀，腹满喜按，大便稀溏酸腥，夹有乳片或不消化食物残渣。

（2）**症状表现**：面色萎黄，形体消瘦，神疲肢倦，不思乳食，食则饱胀，腹满喜按，大便稀溏酸腥，夹有乳片或不消化食物残渣，舌质淡，苔白腻，脉细滑，指纹淡滞。

三、推拿手法：手到积滞"消"

基本手法

①清大肠经 3 分钟（扫一扫二维码看动画）。

位置： 示指桡侧缘，自示指尖至虎口成一直线。

手法： 自虎口向示指指尖方向直推为清大肠。

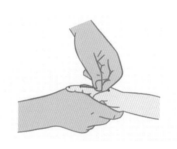

②揉板门 5 分钟（扫一扫二维码看动画）。

位置： 手掌大鱼际平面。

手法： 指端揉之，称揉板门或运板门。

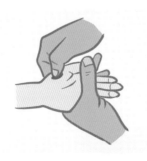

③顺运内八卦5分钟（扫一扫二维码看动画）。

位置：手掌面，以圆心至中指根横纹内 2/3 和外 1/3 交界点为半径画一圆，八卦穴即在此圆上。从小鱼际起按顺时针排列依次为乾、坎、艮、震、巽、离、坤、兑。

手法：用拇指端运，称运内八卦。按乾、坎、艮、震依次推运一周，称顺运内八卦。使用按摩油等按摩介质，用拇指或示指、中指指尖在孩子的手掌上，沿着大小鱼际做顺运内八卦。

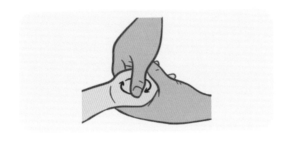

④推小横纹3分钟（扫一扫二维码看动画）。

位置：掌面示指、中指、无名指、小指第一指间关节横纹处。

手法：用拇指桡侧从示指侧直推至小指侧，称推小横纹。此法可退热，消胀，散结。

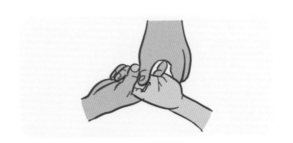

⑤清天河水 3 分钟（扫一扫二维码看动画）。

位置：前臂正中，总筋至曲泽成一直线。

手法：用示、中二指面自腕推向肘，称清（推）天河水。推的方向一定是从腕到肘，不可反向操作!

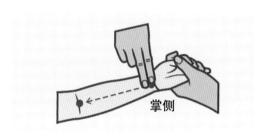

⑥掐四横纹（掐揉四缝穴）5 分钟（扫一扫二维码看动画）。

位置：掌面示指、中指、无名指、小指第一指间关节横纹处。

手法：用拇指指甲逐一掐揉，称掐四横纹（可掐一次揉三次）。掐四横纹能退热除烦，散瘀结，临床上多用于疳积、腹胀、气血不和、消化不良等症。

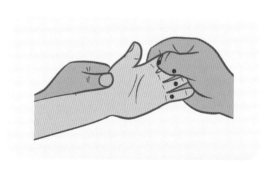

⑦推下七节骨 3 分钟（扫一扫二维码看动画）。

位置： 第 4 腰椎至尾椎骨端（长强）成一直线。

手法： 用拇指桡侧面或示、中二指面自上向下做直推，称为推下七节骨。推 100 ～ 300 次。

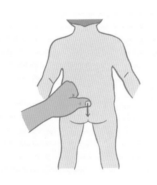

⑧分腹阴阳 5 分钟（扫一扫二维码看动画）。

位置： 腹部，肋弓角边缘或自中脘至脐。

手法： 两手沿肋弓角边缘或自中脘至脐，向两旁分推，称分推腹阴阳。

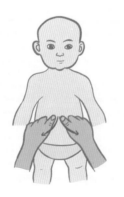

⑨摩腹 5 分钟（扫一扫二维码看动画）。

位置：腹部。

手法：掌或四指摩称摩腹，一般采用顺时针的方式，使大便沿升结肠、横结肠、降结肠的方向运动。稍大一点的孩子可以采用揉腹的方式，即有一定渗透力的手法。

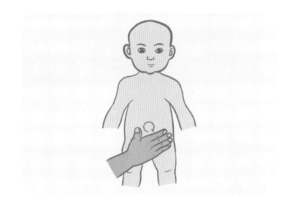

⑩按揉足三里 5 分钟（扫一扫二维码看动画）。

位置：在小腿外侧，距胫骨前缘一横指，犊鼻穴下 3 寸。

手法：将左右手分别放于两侧的足三里穴位上按摩（每侧各做 1 分钟）。

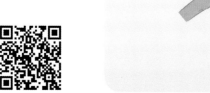

⑪捏脊（扫一扫二维码看动画）。

位置： 大椎至长强成一直线。

手法： 拇指在后，示、中指在前，三指同时用力拿捏皮肤，双手交替捏动，缓缓前移。用捏法自下而上称为捏脊。提捏 3 ～ 5 遍。

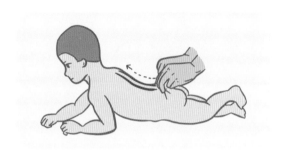

⑫清肺经（扫一扫二维码看动画）。

位置： 无名指末节螺纹面。

手法： 自无名指指根向指尖方向直推小儿左手肺经。推 200 ～ 300 次。

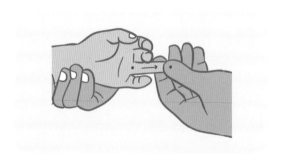

第十二章
让惊风成为手下败将

　　惊风是小儿常见的一种急重病证，临床以抽搐、昏迷为主要症状。惊风属西医学小儿惊厥，好发于 1～5 岁儿童，可见于多种疾病之中。其原发疾病有一定的季节特点：冬春季节常见于感冒、肺炎喘嗽、麻疹、流行性腮腺炎、流行性脑脊髓膜炎等；盛夏季节好发于流行性乙型脑炎；夏秋季节常见于中毒性细菌性痢疾、秋季腹泻；冬季多见于重症肺炎、低钙血症等。惊风分为急惊风和慢惊风两大类，其中急惊风起病急暴，病性属实属阳属热。急惊风来势急骤，以高热、抽风、昏迷为主要表现，经常让家长们猝不及防。有人证明，一次惊厥发作，对近记忆力有一过性影响，所致损害与脑震荡相当；惊厥持续发作可产生严重脑损伤，导致智力低下。因此，家长们一定要掌握必要的惊风相关知识，平时多做一些预防方面的工作。要多注意孩子的饮食，不要吃太过辛辣刺激的食物，多吃一些新鲜的水果蔬菜，多喝一些水。

　　那么，如何运用小儿推拿对惊风进行预防呢？急惊风发作时，如何快速运用小儿推拿进行缓解治疗呢？让我们通过一则漫画故事来对惊风进行初步的了解吧。

一、惊风故事

不因惊风而惊慌

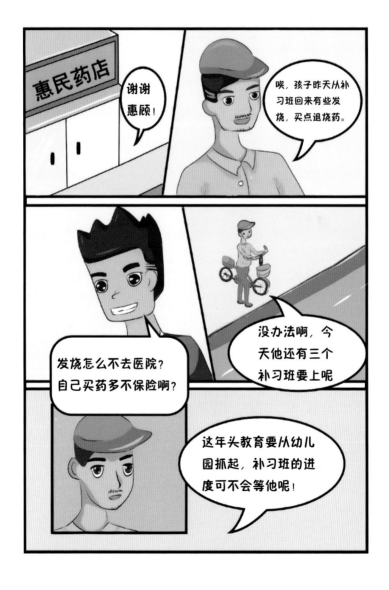

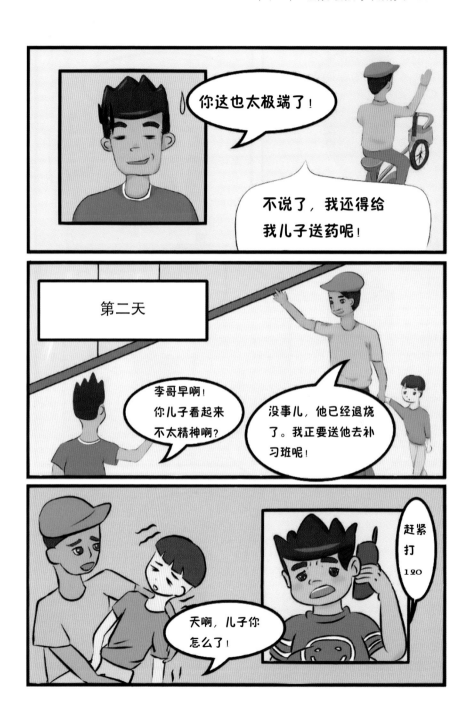

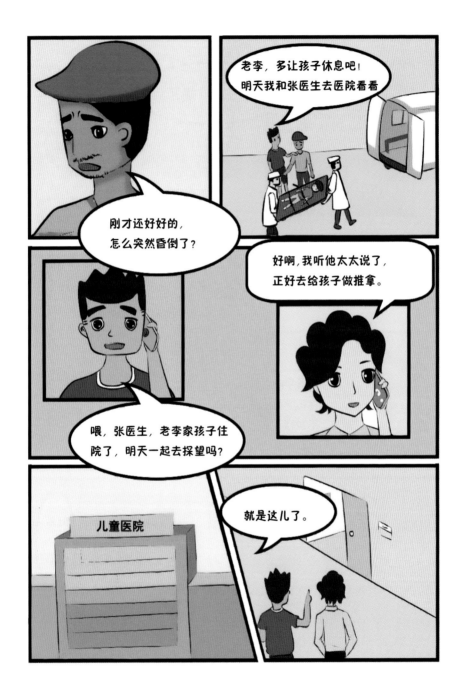

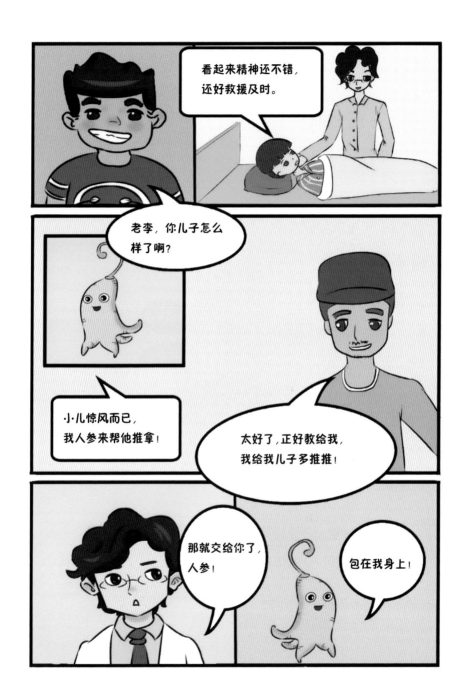

二、惊风不可怕

（一）急惊风

1.外感风热

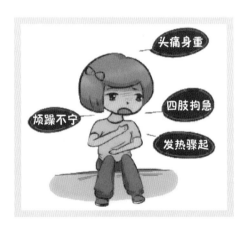

（1）**病因病机**：风热外侵，首犯肺卫，郁于肌表，邪正交争，故发热，鼻塞，流涕，咽红，咳嗽；邪气入里化热，扰乱心神，引动肝风，故烦躁，神昏，抽搐。

（2）**症状表现**：起病急骤，发热，鼻塞，流涕，咽红，咳嗽，头痛，烦躁，神昏，抽搐，舌质红，苔薄黄，脉浮数，指纹青紫。

2.气营两燔

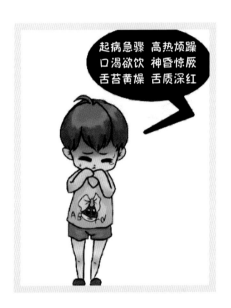

（1）**病因病机**：感受时邪，由表入里，邪气枭张而壮热，热极化火，火盛生痰，甚则入营入血，内陷心包，引动肝风，出现高热神昏、抽风惊厥。

（2）**症状表现**：起病急骤，高热烦躁，口渴欲饮，神昏惊厥，舌苔黄燥，舌质深红或绛，脉数有力。

3.邪陷心肝

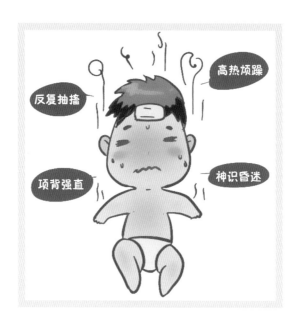

（1）**病因病机**：邪毒炽盛，内陷心肝，引动肝风，发为抽搐。

（2）**症状表现**：高热烦躁，手足躁动，反复抽搐，项背强直，四肢拘急，口眼相引，神志昏迷，舌质红绛，脉弦滑。

4.温热疫毒

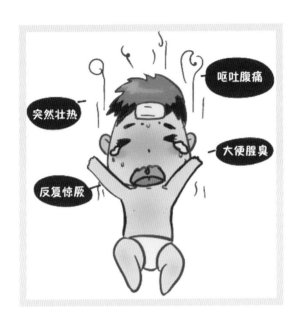

（1）**病因病机**：温热疫毒未能及时清解，邪热扰心，神明失主，故烦躁不安，神昏；热灼筋脉，引动肝风，则抽搐。

（2）**症状表现**：麻疹、流行性腮腺炎等疫病过程中，出现高热不退，神昏，四肢抽搐，头痛呕吐，烦躁口渴，舌质红，苔黄，脉数。

5.暴受惊恐

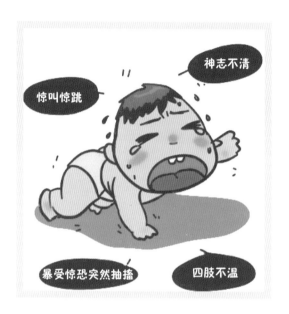

（1）病因病机：小儿元气未充，心神怯弱，若暴受惊恐，神无所归，则惊惕不安；惊则气乱，恐则气逆，风痰上扰，蒙蔽清窍，故抽搐。

（2）症状表现：平素情绪紧张，胆小易惊，暴受惊恐后出现惊惕不安，喜投母怀，面色乍青乍白，甚则抽搐、神志不清，大便色青，脉律不整，指纹紫滞。

（二）慢惊风

1.土虚木亢（脾虚肝旺）

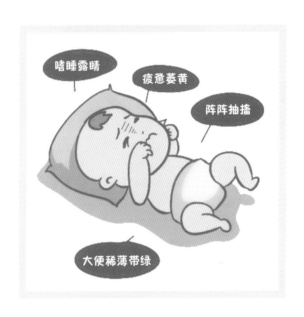

（1）**病因病机**：常发生于婴幼儿。久泻伤脾，土虚木乘，木旺生风，故见抽搐。

（2）**症状表现**：抽搐无力，时作时止，精神萎靡，嗜睡露睛，倦怠乏力，面色萎黄，纳呆便溏，时有肠鸣，舌质淡，苔白，脉沉细。

2.脾肾阳虚

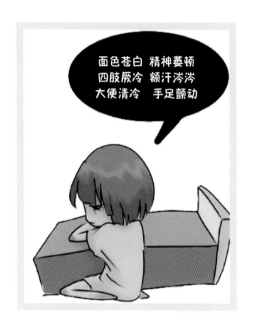

（1）病因病机：本证属慢脾风证。阳虚寒水上泛，则面色无华或灰滞；阳气不运，温煦失职，故口鼻气冷，四肢厥冷，额汗不温，甚则昏睡；虚极而生内风，则见手足震颤或蠕动。

（2）症状表现：手足震颤或蠕动，神萎昏睡，面白无华或灰滞，口鼻气冷，额汗不温，四肢厥冷，溲清便溏，舌质淡，苔薄白，脉沉微。

3.阴虚风动

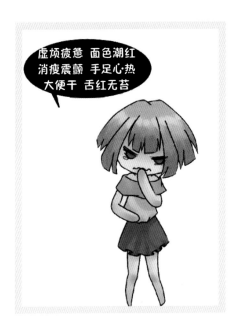

（1）**病因病机**：急惊风后，痰热伤津，阴不潜阳，筋脉失养，则肢体拘挛或强直。

（2）**症状表现**：肢体拘挛或强直，抽搐时轻时重，精神疲惫，形容憔悴，面色萎黄，或时有潮红，虚烦低热，手足心热，易出汗，大便干结，舌绛少津，苔少或无苔，脉细数。

三、推拿手法：百战不"惊"

1.基本手法

（1）急惊风

急则治其标，急惊风治疗应以豁痰、清热、息风、镇惊为其基本治则，然后分别予平肝镇惊、养血安神等法以治其本。手法如下：

①开天门 24 次（扫一扫二维码看动画）。

位置： 两眉连线中点至前发际成一直线。

手法： 用两手掌面及四指扶住孩子的头部，用两拇指交替由印堂向上直推至前发际。

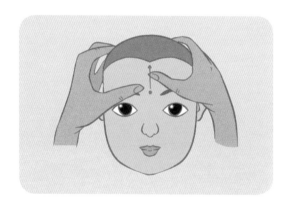

②推坎宫 24 次（扫一扫二维码看动画）。

位置：自眉头起沿眉向眉梢成一横线。

手法：用两手固定孩子的头部，用两拇指由眉头沿眉向眉梢做分推。

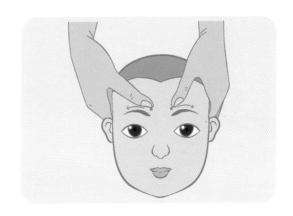

③揉太阳 24 次（扫一扫二维码看动画）。

位置：在颞部，当眉梢与目外眦间，向后约一横指凹陷处。

手法：两手四指扶住孩子的头部，用两手示指或拇指螺纹面在穴位处做揉法。

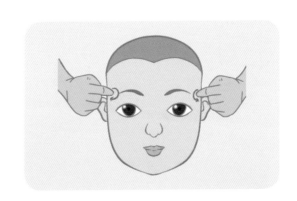

④揉耳后高骨50次（扫一扫二维码看动画）。

位置：耳后入发际高骨下凹陷中。

手法：两手分别附于孩子头部两侧偏上处，用两手示指端着力在穴位处按揉（可揉3下提1下）。

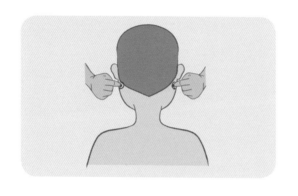

⑤揉曲池50次（扫一扫二维码看动画）。

位置：屈肘成直角，在肘横纹外侧端与肱骨外上髁连线的中点处。

手法：以拇指点揉曲池。

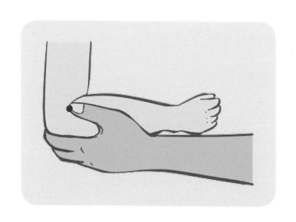

⑥拿肩井 10 次（扫一扫二维码看动画）。

位置： 在大椎与肩峰端连线的中点上。

手法： 孩子体位取坐位，施术者站在孩子面前，以双手拇指指腹置于孩子肩井处，其余四指置于肩后，双手同时用力提拿，或交替提而拿之，反复操作（提拿前可先以指腹点按肩井 1 ～ 3 分钟）。

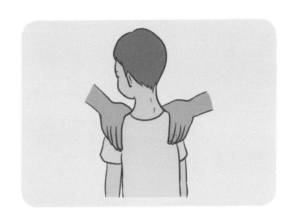

⑦揉百虫 10 次（扫一扫二维码看动画）。

位置： 屈膝，在当髌骨内上缘 2.5 寸，膝上内侧肌肉丰厚处。

手法： 以拇指揉百虫。

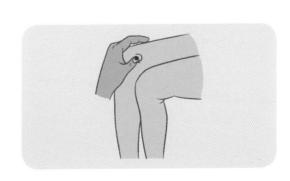

⑧揉承山（扫一扫二维码看动画）。

位置： 在小腿后面正中，委中与昆仑穴之间，当伸直小腿或足跟上提时，腓肠肌肌腹下出现的尖角凹陷处。

手法： 揉承山。做 3 ～ 5 次。

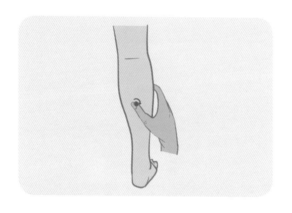

⑨拿委中（扫一扫二维码看动画）。

位置： 在腘横纹中点处。

手法： 以两手同时拿揉双下肢委中穴。做 3 ～ 5 次。

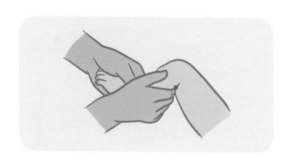

（2）慢惊风

慢惊风治以补虚治本为主，常用的治法有温中健脾、温阳逐寒等。急性发作时可按急惊风处理。手法如下：

①补脾经 300 次（扫一扫二维码看动画）。

位置：拇指末节螺纹面。

手法：循拇指桡侧缘向指根方向直推为补，称补脾经。

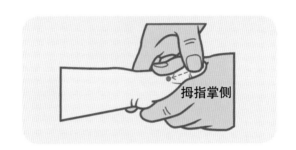

拇指掌侧

②补肾经 300 次（扫一扫二维码看动画）。

位置：小指末节螺纹面。

手法：自小指指根向指尖方向直推为补，称补肾经。

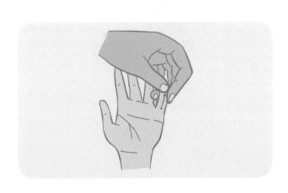

③按揉百会 100 次（扫一扫二维码看动画）。

位置： 在前发际正中直上 5 寸，两耳尖连线与头正中线交点处。

手法： 用右手拇指顺时针方向按揉百会。

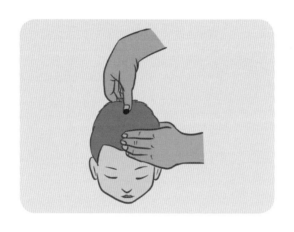

④推三关 200 次（扫一扫二维码看动画）。

位置： 前臂桡侧，阳池至曲池成一直线。

手法： 用拇指桡侧面或示、中指面自腕推向肘，称推三关。

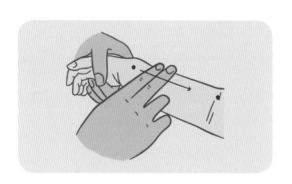

⑤揉曲池 50 次（扫一扫二维码看动画）。

位置：屈肘成直角，在肘横纹外侧端与肱骨外上髁连线的中点处。

手法：以拇指点揉曲池。

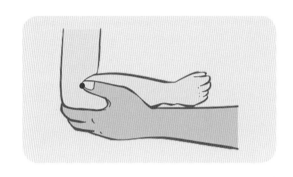

⑥揉中脘 300 次（扫一扫二维码看动画）。

位置：前正中线上，脐上 4 寸，或肚脐与胸剑联合连线的中点处。

手法：用指端或大鱼际摩揉中脘。

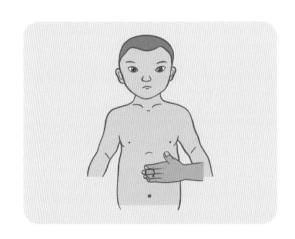

⑦捏脊 9 次（扫一扫二维码看动画）。

位置： 大椎至长强成一直线。

手法： 拇指在后，示、中指在前，三指同时用力拿捏皮肤，双手交替捏动，缓缓前移。用捏法自下而上称为捏脊。

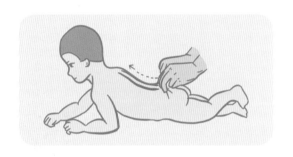

2. 随证增加手法

（1）若肝风内动，角弓反张，则在基础手法上增加拿风池、推天柱骨、推脊、按阳陵泉。

①拿风池 300 次（扫一扫二维码看动画）。

位置： 在枕骨之下，斜方肌上端与胸锁乳突肌

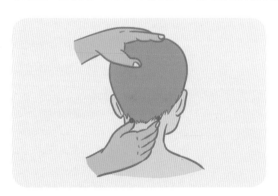

之间的凹陷中。

手法：用拇指与示指将两侧风池穴同时捏而提之，称为拿风池。

②捏脊 50 次（扫一扫二维码看动画）。

位置：大椎至长强成一直线。

手法：拇指在后，示、中指在前，三指同时用力拿捏皮肤，双手交替捏动，缓缓前移。用捏法自下而上称为捏脊。

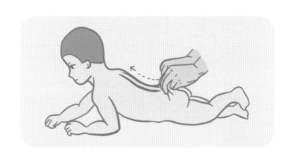

③按揉阳陵泉 300 次（扫一扫二维码看动画）。

位置：屈膝，膝关节外侧向下，腓骨小头前下方的凹陷中。

手法：用左手拇指着力于小儿一侧阳陵泉，顺时针进行按揉。

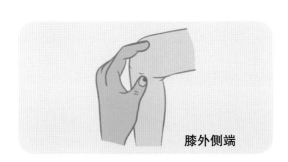

膝外侧端

（2）若痰湿内阻，则在基础手法上增加清肺经、推揉膻中、揉天突、搓摩胁肋、揉肺俞、揉丰隆。

①清肺经 300 次（扫一扫二维码看动画）。

位置： 无名指末节螺纹面。

手法： 自无名指指根向指尖方向直推小儿左手肺经。

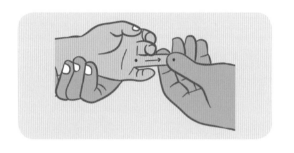

②推膻中 300 次（扫一扫二维码看动画）。

位置： 前正中线上，平第 4 肋间隙，或两乳头连线与前正中线的交点处。

手法： 操作时，术者用示指、中指自胸骨切迹向下推至剑突。

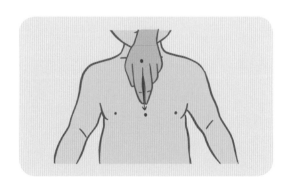

③按揉天突 300 次（扫一扫二维码看动画）。

位置：在胸骨上窝中央。

手法：以指或掌着力于体表，逐渐用力下压，称为按法。按法刺激强而舒适，与揉法结合运用，组成"按揉"复合手法。按揉法是按法与揉法的复合动作，包括指按揉法和掌按揉法两种。这里采用指按揉法，用手指螺纹面置于天突，前臂和手指施力，进行节律性按压揉动。

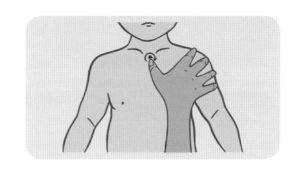

④摩胁肋 50 次（扫一扫二维码看动画）。

位置：从腋下两胁至天枢处。

手法：以两手掌从两胁腋下搓摩至天枢处，称搓摩胁肋，又称按弦走搓摩。

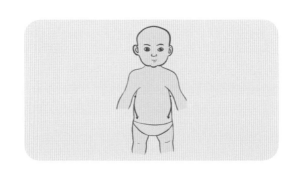

⑤揉肺俞 300 次（扫一扫二维码看动画）。

位置： 在背部，第 3 胸椎棘突下旁开 1.5 寸。

手法： 以拇指于两侧的肺俞穴上按揉 50 次左右。

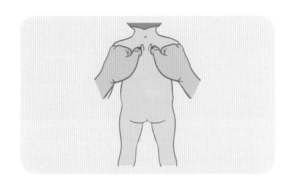

⑥揉丰隆 300 次（扫一扫二维码看动画）。

位置： 外踝尖上 8 寸，条口穴外 1 寸，胫骨前嵴外二横指处。

手法： 以拇指顺时针或逆时针按揉该穴位 50 ～ 100 次。

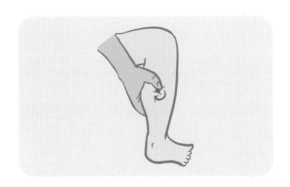

第十三章
解决夜啼，安然入睡

　　夜啼是指婴儿入夜啼哭不安，时哭时止，或每夜定时啼哭，甚则通宵达旦，但白天如常的一种病证。多见于新生儿及婴儿。啼哭是新生儿及婴儿的一种正常生理活动，是表达要求或痛苦的方式。如果因为饥饿、惊恐、尿布潮湿、衣被过热或过冷等引起啼哭，而喂以乳食、安抚亲昵、更换潮湿尿布、调节冷暖后，啼哭即可停止者，不属病态。但如果儿童夜间因不明的原因反复啼哭，家长应及时关注儿童的行为表现，判断病因病机，及时施治，避免疾病的发生和发展。

　　那么，如何判断孩子夜啼的类型呢？不同类型的夜啼又该如何采取治疗措施呢？让我们通过下面的漫画来对夜啼有个初步的了解吧。

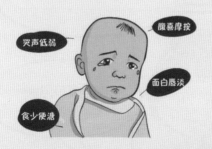

一、夜啼故事

夜深人该"静"

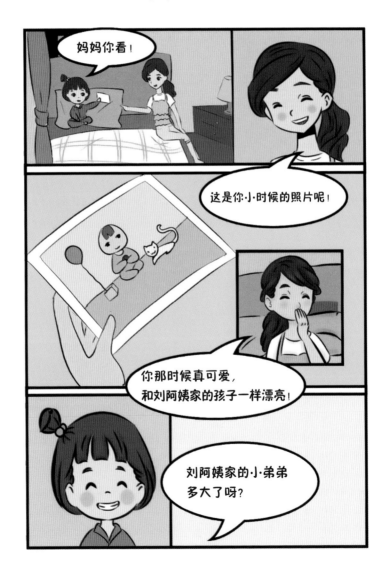

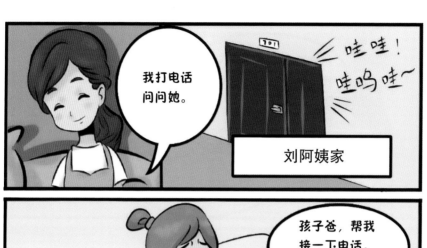

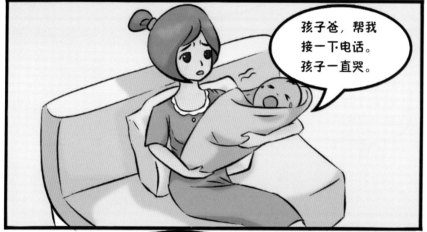

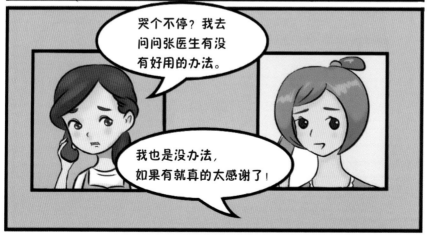

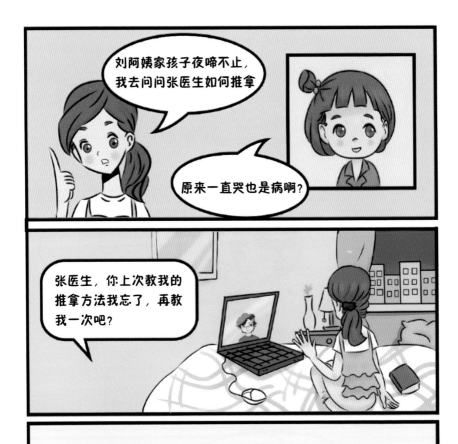

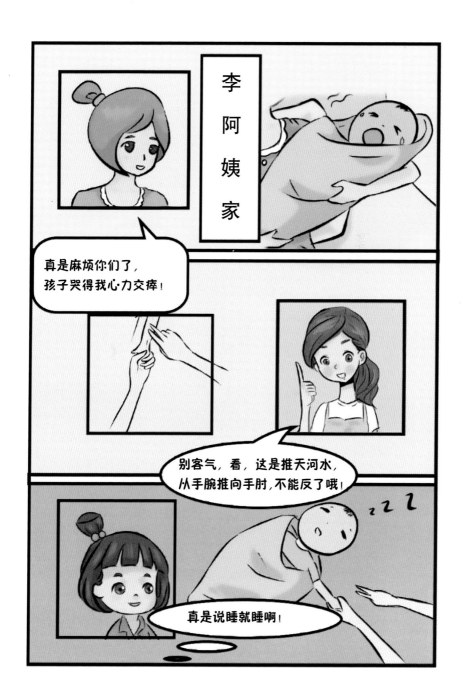

二、夜啼背后的事儿

1.脾寒气滞

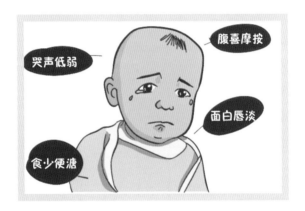

（1）**病因病机**：脾为至阴，受寒受冷后，寒凝气滞，气机不利，不通则痛，故啼哭不止。

（2）**症状表现**：夜间啼哭，时哭时止，哭声低弱，面色无华，口唇色淡，睡喜蜷卧，腹喜摩按，四肢欠温，吮乳无力，大便溏薄，小便清，舌质淡，苔薄白，指纹淡红。

2.心经积热

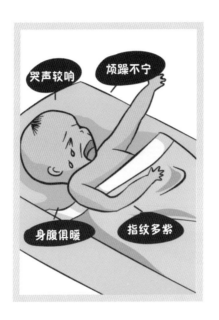

（1）**病因病机**：因心有积热，上扰神明所致。心属火而忌热，见灯则烦热内生，两阳相搏，火热更甚，心神被扰，故哭声较响，见灯尤甚。

（2）**症状表现**：夜间啼哭，见灯火尤甚，哭声响亮，面赤唇红，烦躁不安，身腹俱暖，大便干结，小便短赤，舌尖红，苔薄黄，指纹紫滞。

3.惊恐伤神

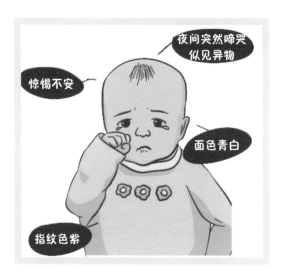

（1）**病因病机**：小儿神气怯弱，若胎禀不足，复又暴受惊恐，惊则伤神，恐则伤志，心神不宁，则夜间突然啼哭。

（2）**症状表现**：夜间突然啼哭，哭声尖锐，如见异物，表情恐惧，紧偎母怀，面色乍青乍白，哭声时高时低，时急时缓，时作惊惕，指纹青紫。

三、推拿手法：祛啼好"手"

1.基础手法

①清胃经（扫一扫二维码看动画）。

位置： 拇指掌面近掌端第 1 节（或大鱼际桡侧
赤白肉际处）。

手法： 自掌根向拇指根方向直推为清，称清胃
经。做 100 ～ 300 次。

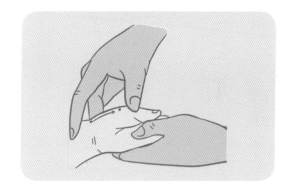

②清脾经（扫一扫二维码看动画）。

位置： 拇指末节螺纹面，另有说拇指桡侧缘一线。

手法： 由指根向指端方向直推为清，称清脾经。做 100 ～ 300 次。

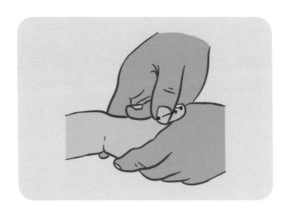

③清肝经（扫一扫二维码看动画）。

位置： 示指末节螺纹面。

手法： 自示指指根向指尖方向直推为清，称清肝经。做 100 ～ 300 次。

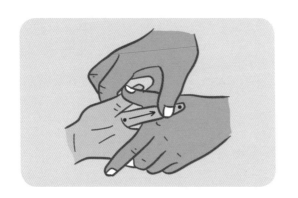

④清小肠（扫一扫二维码看动画）。

位置： 小指尺侧边缘，自指尖到指根成一直线。

手法： 自指根直推向指尖为清，称清小肠。做100 ～ 300 次。

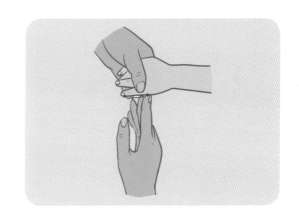

⑤清天河水（扫一扫二维码看动画）。

位置： 前臂正中，总筋至曲泽成一直线。

手法： 用示、中二指面自腕推向肘，称清

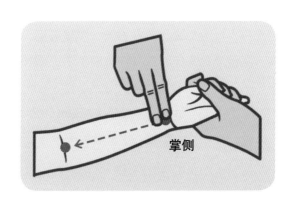

掌侧

（推）天河水。推的方向一定是从腕到肘，不可反向操作！做 100 ～ 300 次。

⑥掐五指节（扫一扫二维码看动画）。

位置：掌背五指第一指间关节。

手法：用拇指指甲掐之，称掐五指节。每个指节各掐 3 ～ 5 次。

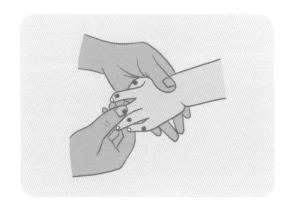

2.随证增加手法

（1）若伴见喜欢俯卧、曲腰而啼、哭声无力、面色青白、口中气冷、四肢不温、腹痛喜暖、大便稀薄、唇舌淡白等症状，则在基础手法上增加以下手法。

①揉外劳宫（扫一扫二维码看动画）。

位置：在手背侧，第 2、3 掌骨间，掌指关节后约 0.5 寸处。

手法：用拇指或中指端揉外劳宫。做 100 ～ 300 次。

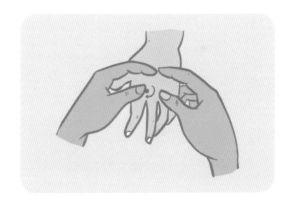

②揉一窝风 50 次（扫一扫二维码看动画）。

位置：手背腕横纹正中凹陷处。

手法：指端揉之，称揉一窝风。

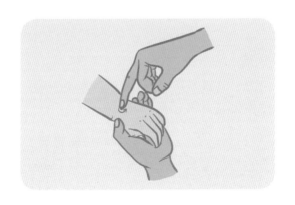

③顺时针摩腹 2 分钟（扫一扫二维码看动画）。

位置：腹部。

手法：掌或四指摩称摩腹，一般采用顺时针的方式，使大便沿升结肠、横结肠、降结肠的方向运动（建议可以先给孩子热敷一下腹部再做摩腹）。

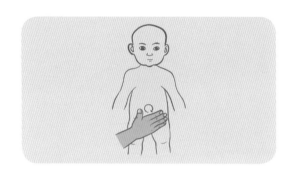

（2）若孩子睡眠时经常惊惕不安、作恐惧状、面色青、阵发性啼哭、惊叫，稍有声响便受惊啼哭，则在基础手法上增加以下手法。

①清肺平肝 300 次（扫一扫二维码看动画）。

位置： 肝经位于示指末节螺纹面，肺经位于无名指末节螺纹面。清肺平肝就是清肝经加清肺经，两穴同推。

手法： 让孩子掌心向上，施术者用手隔开孩子的中指，将孩子的示指（肝经）与无名指（肺经）

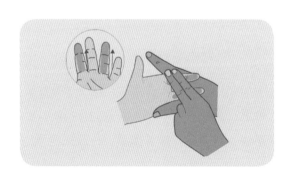

并拢，同时从指根推向指尖 300 次（动作要轻快，一气呵成）。

②清天河水（扫一扫二维码看动画）。

位置：前臂正中，总筋至曲泽成一直线。

手法：用示、中二指面自腕推向肘，称清（推）天河水。推的方向一定是从腕到肘，不可反向操作！做 100 ~ 300 次。

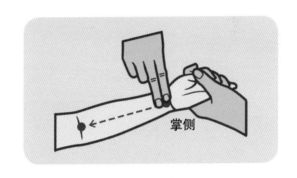

③捣小天心 100 次（扫一扫二维码看动画）。

位置：大小鱼际交接处的凹陷中。

手法：以中指尖或屈曲的指间关节捣之，称捣小天心。

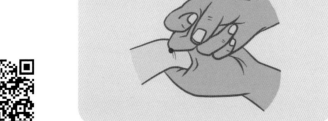

第十四章

不再为孩子遗尿而烦恼

　　遗尿，是指5岁以上的小儿不能自主控制排尿，经常睡中小便自遗，醒后方觉的一种病证，又称尿床、遗溺，类似西医学儿童单症状性夜遗尿，也就是我们常说的"尿床"。婴幼儿时期，由于经脉未盛，气血未充，脏腑未坚，智力未全，排尿的自控能力尚未完善；学龄儿童可因白天游戏玩耍过度，夜晚熟睡不醒，偶尔发生遗尿，均非病态。但如果是年龄超过5岁的儿童，睡中经常遗尿，轻者数夜一次，重者可一夜数次，则为病态。此病多见于10岁以下的儿童，男孩多于女孩，部分有家族遗传倾向。有自幼缺乏教育，没有养成良好的夜间主动起床排尿习惯，任其自遗形成者。精神刺激、环境改变、紧张焦虑等心理因素也会导致遗尿的发生，少数患者遗尿症状持续到成年期。遗尿的病因责之先天禀赋不足，后天久病失调；肺、脾、肾功能不足；心肾不交、肝经湿热下注。其中尤以肾气不固、下元虚寒所致的遗尿最为多见。长期遗尿，体内的营养物质会缓慢流失，并影响生长激素的分泌、钙的吸收、合成酶的生成，从而影响孩子的生长发育，需要引起家长的重视。

　　那么，如何辨别孩子遗尿的类型并根据症状及时施治？如何运用小儿推拿手法对孩子的身体进行调养和疾病预防？让我们通过下面的一则漫画来对遗尿进行初步的了解。

一、遗尿故事

遗尿？不再尴尬

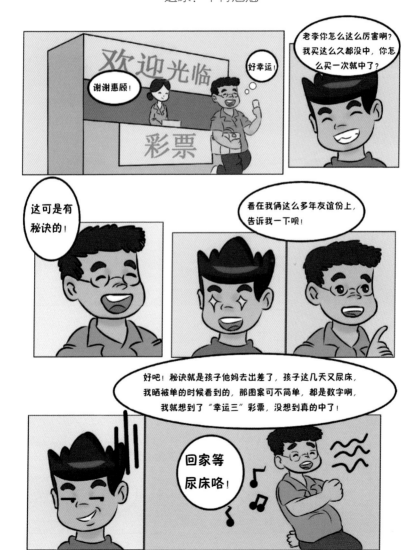

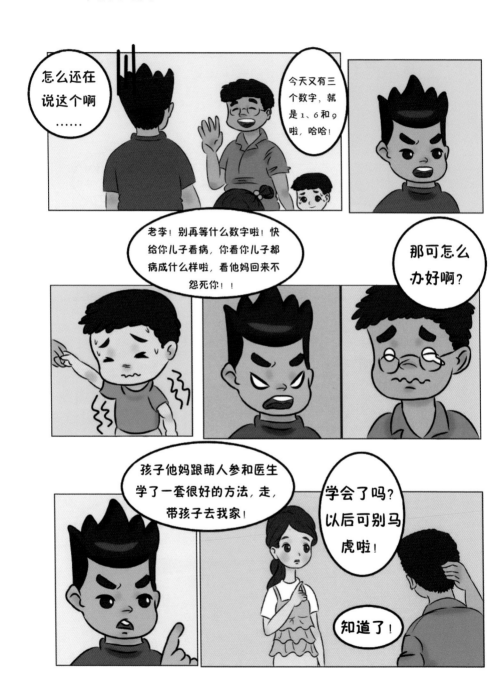

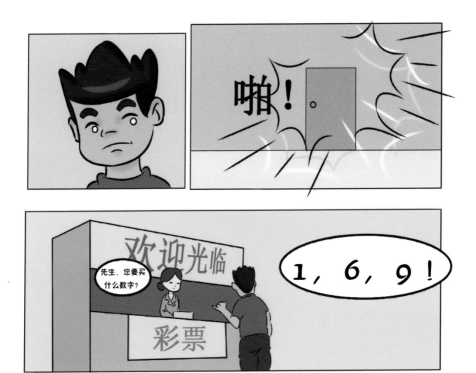

二、遗尿的原因是什么

1.下元虚寒

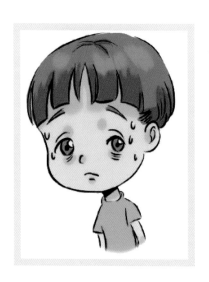

（1）**病因病机**：肾气虚弱，膀胱虚冷，不能制约，则睡中经常遗尿。

（2）**症状表现**：睡中经常遗尿，醒后方觉，天气寒冷时加重，小便清长，神疲乏力，面色少华，形寒肢冷，腰膝酸软，舌淡苔薄白或白滑，脉沉细或沉弱。

2.肺脾气虚

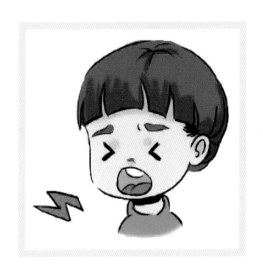

（1）**病因病机**：脾肺气虚，中气下陷，膀胱失约，故小便自遗。

（2）**症状表现**：睡中遗尿，日间尿频而量多，面色少华或萎黄，神疲乏力，纳少便溏，自汗，动则多汗，易感冒，舌淡苔薄白，脉弱无力。

3.肝经湿热

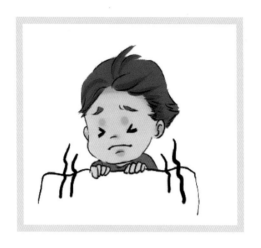

（1）**病因病机**：肝经湿热，蕴伏下焦，耗灼津液，迫注膀胱，故睡中遗尿，尿黄量少，尿味臊臭。

（2）**症状表现**：睡中遗尿，小便量少色黄，气味腥臊，性情急躁，夜卧不安或梦语磨牙，甚者目睛红赤，舌红苔黄腻，脉滑数。

三、推拿手法：手"止"遗尿

基本手法

①按揉百会100次（扫一扫二维码看动画）。

位置： 在前发际正中直上5寸，两耳尖连线与头正中线交点处。

手法： 拇指按或揉，称按百会或揉百会。

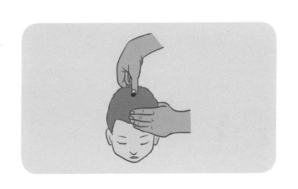

②补脾经200次（扫一扫二维码看动画）。

位置： 拇指末节螺纹面。

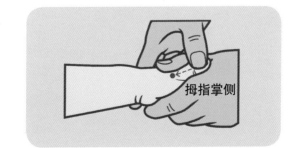

拇指掌侧

手法：循拇指桡侧缘向指根方向直推为补，称补脾经。

③补肺经 200 次（扫一扫二维码看动画）。

位置：无名指末节螺纹面。

手法：自无名指指尖向指根方向直推为补，称补肺经。

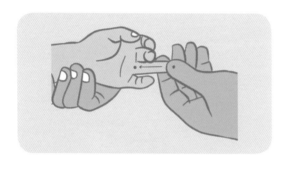

④补肾经 200 次（扫一扫二维码看动画）。

位置：小指末节螺纹面。

手法：自小指指根向指尖方向直推为补，称补肾经。

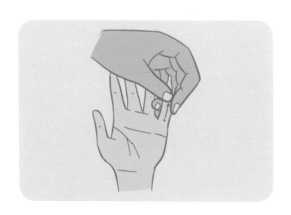

⑤补小肠 100 次（扫一扫二维码看动画）。

位置： 小指尺侧边缘，自指尖到指根成一直线。

手法： 自指尖直推向指根为补，称补小肠。

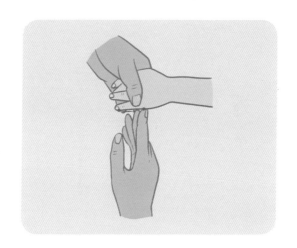

⑥揉外劳宫 100 次（扫一扫二维码看动画）。

位置： 在手背侧，第 2、3 掌骨间，掌指关节后约 0.5 寸处。

手法： 用拇指或中指端揉外劳宫。

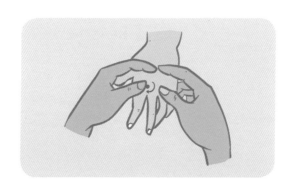

⑦推三关 100 次（扫一扫二维码看动画）。

位置：前臂桡侧，阳池至曲池成一直线。

手法：用拇指桡侧面或示、中指面自腕推向肘，称推三关。

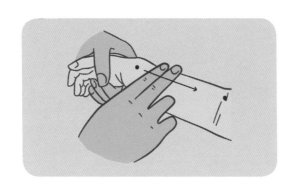

⑧按揉三阴交 100 次（扫一扫二维码看动画）。

位置：在内踝高点上 3 寸，胫骨内侧缘后方（将孩子的手指并拢，四指的宽度相当于他的 3 寸，以此测量）。

手法：用拇指或示指按揉，称按揉三阴交。

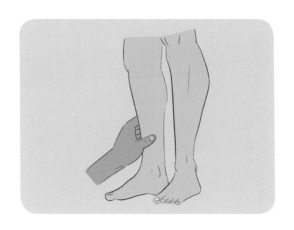

⑨揉丹田 200 次（扫一扫二维码看动画）。

位置： 小腹部（脐下 2 寸与 3 寸之间）。

手法： 用拇指或示指按揉，称按揉丹田。

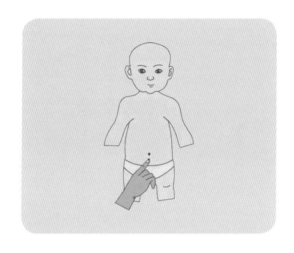

⑩揉二马 200 次（扫一扫二维码看动画）。

位置： 手背第 4、5 掌指关节后凹陷处。

手法： 用拇指按揉，称按揉二马。

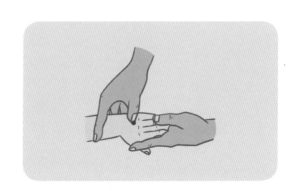

⑪揉气海 200 次（扫一扫二维码看动画）。

位置： 脐中下 1.5 寸，腹正中线上。从肚脐往下二横指（孩子的示、中两指）处就是气海。

手法： 用拇指或中指或掌根顺时针按揉该穴，用力不要过重。揉至微微发热为宜。

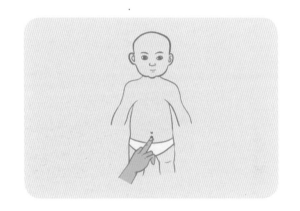